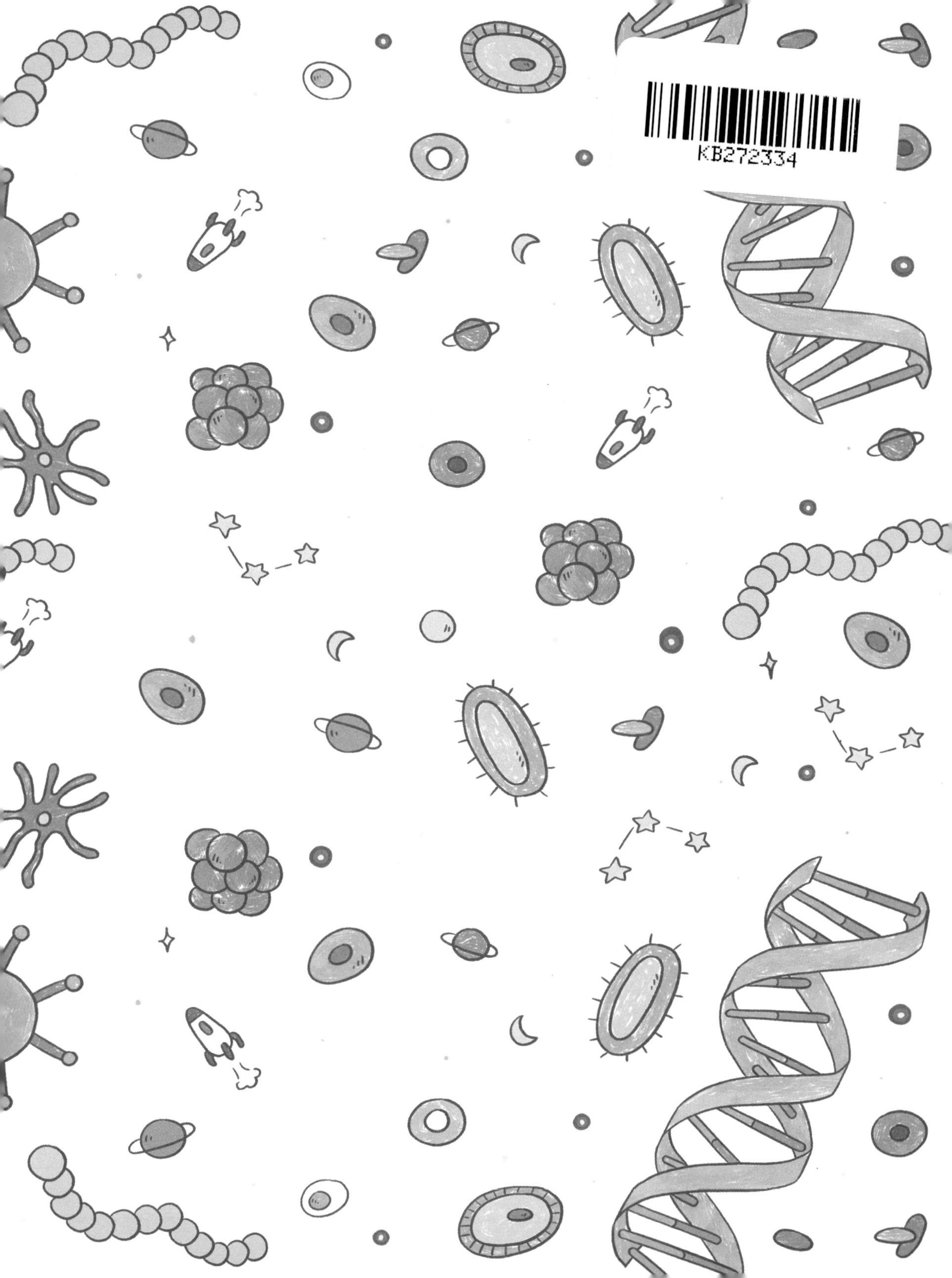
KB272334

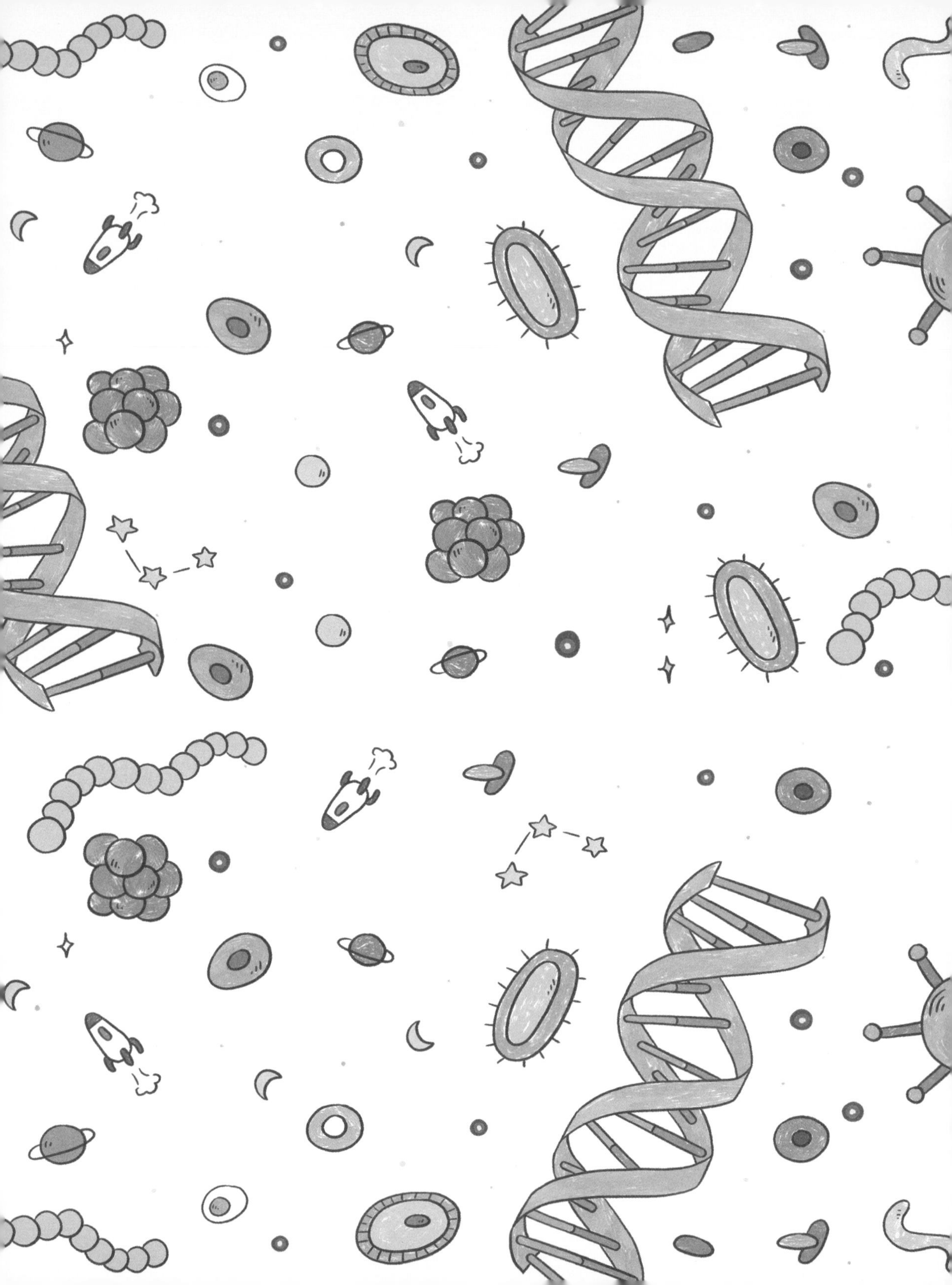

시끌벅적 우리 몸

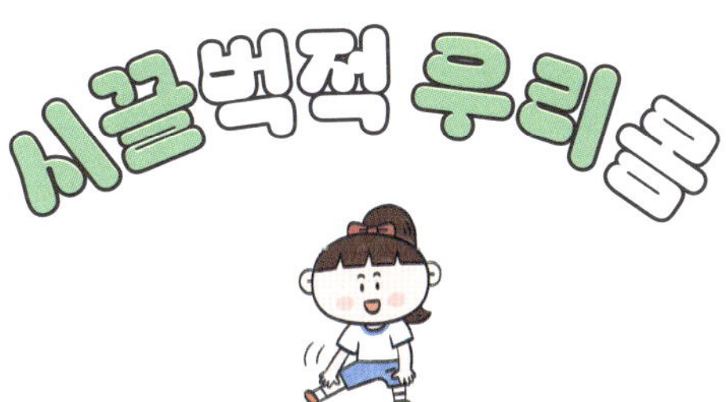

글 박승준

경희대학교 의과대학을 졸업하고, 동 대학원에서 석사, 박사 학위를 받았으며 현재 경희대학교 의과대학 교수로 있습니다. 학생을 가르치는 일 외에 어려운 의학 개념을 대중에게 쉽게 설명하는 글을 쓰는 일에도 관심이 많습니다. 쓴 책으로 《내 몸의 설계자, 호르몬 이야기》, 《비만 권하는 사회에서 살아남기》, 《식욕이 왜 그럴 과학》, 《비밀노트: 약리학편》, 《복제인간은 가능할까?》, 《페니실린에서 항암제까지》, 《내 몸이 궁금한 10대를 위한 호르몬 수업》, 《머리에서 발끝까지 우리 몸의 구조》, 《똑똑 의학 신문》, 《뼈가 없으면 우리 몸은 어떻게 될까?》, 《진짜 호르몬 때문일까?》, 《우리는 왜 살이 찌는 걸까?》, 《우리는 왜 아픈 걸까?》 등이 있습니다.

그림 서다정

계명대학교 시각디자인과를 졸업하고, 디자이너이자 일러스트레이터로 활동하고 있습니다. 그림책을 읽으며 상상할 때 그리고 이야기에 담긴 마음을 그림으로 전할 때 가장 행복합니다. 이야기를 따뜻하고 재치 있는 그림으로 표현하는 작가가 되고 싶습니다. 그린 책으로는 《어휘력을 키워주는 예쁜 말 고운 동시 따라 쓰기》, 《노경실 선생님이 들려주는 직업 안전》이 있습니다.

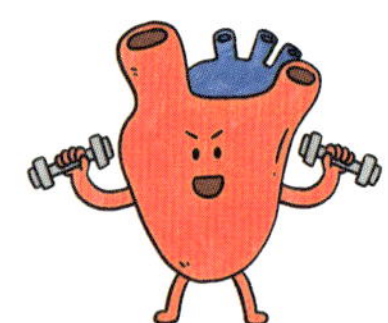

시끌벅적 우리 몸

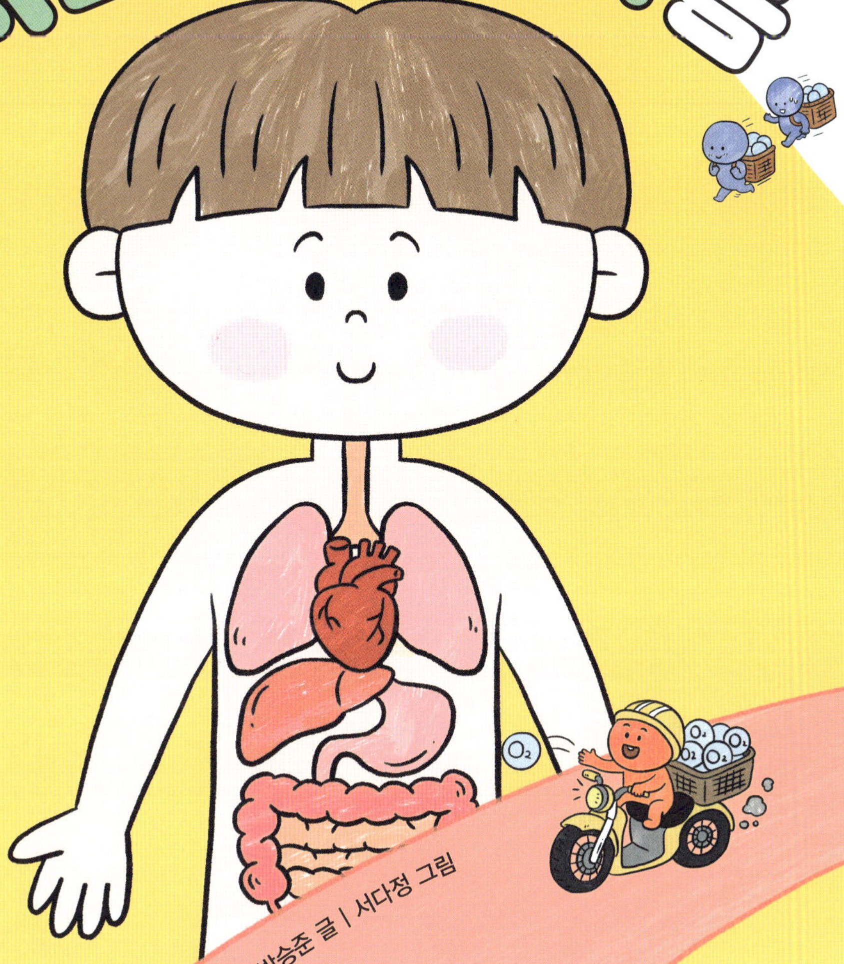

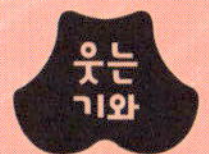

박승준 글 | 서다정 그림

웃는
기와

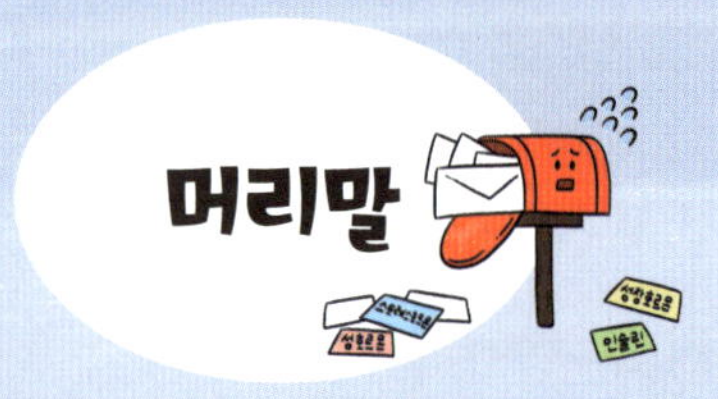

우리 몸은 지금 이 순간에도 수천 명의 일꾼이 일하는
거대한 성처럼 시끌벅적해!
가만히 가슴에 손을 얹어 봐. 쿵쾅쿵쾅 기분 좋은 울림이 느껴지지?
그건 몸속의 힘센 펌프인 심장이 신나게 움직이는 소리야.

우리 몸은 아주 작은 레고 블록 같은 세포가 모여서
만들어진 아주 특별한 집이야.
기둥 역할을 하는 튼튼한 뼈와 팽팽한 고무줄 같은 근육이
힘을 합쳐서 우리가 폴짝 뛰어오르거나
엉덩이춤을 출 수 있게 해 주지.
게다가 우리 머릿속엔
세상에서 가장 똑똑한 슈퍼컴퓨터인 '뇌'가 들어 있어서,
엄청나게 빠른 신경망을 통해 우리 몸 구석구석에
명령을 내리고 있어.

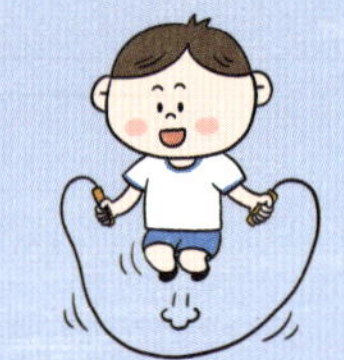

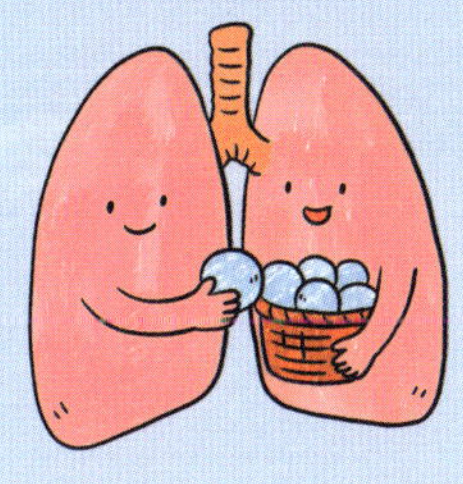

이 밖에도 우리 몸을 돌고 도는 피,
우리를 지켜 주는 비밀 우체부인 호르몬과
우리가 힘을 낼 수 있게 해 주는 소화계,
우리 몸속 하수 처리장인 비뇨계,
CCTV 역할을 하는 감각계도 있지.

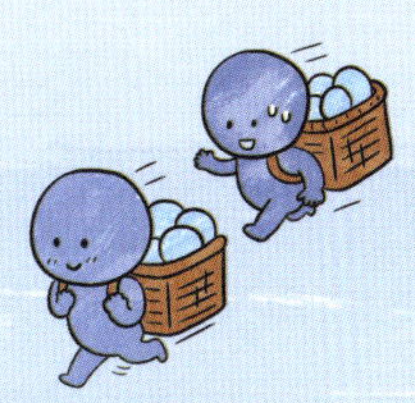

자, 이제 머리부터 발끝까지 펼쳐지는
흥미진진한 우리 몸속 대모험을 떠날 준비가 됐니?
지루할 틈 없는 인체 여행,
지금 바로 출발할게!

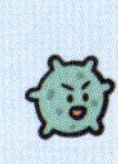
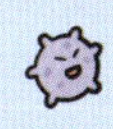
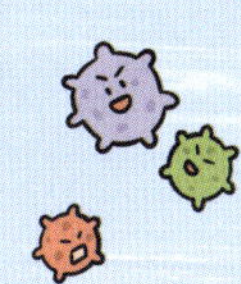

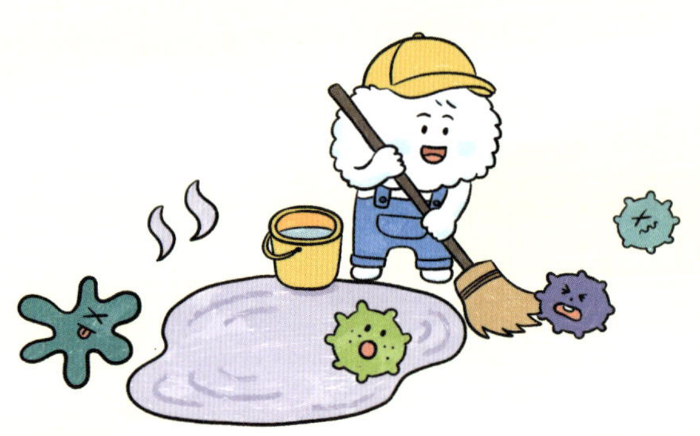

차례

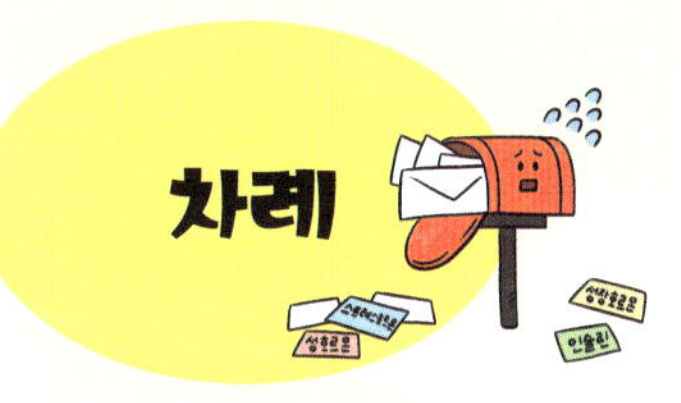

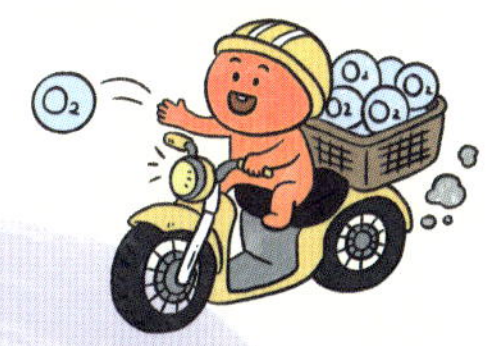

우리 몸은 어떻게 생겼을까?

우리 몸은 집 같아.

여러 가지가 모여서 튼튼하게 만들어져 있지.

뼈는 집을 받치는 기둥이야.

뼈가 없으면 몸이 흐물흐물해져.

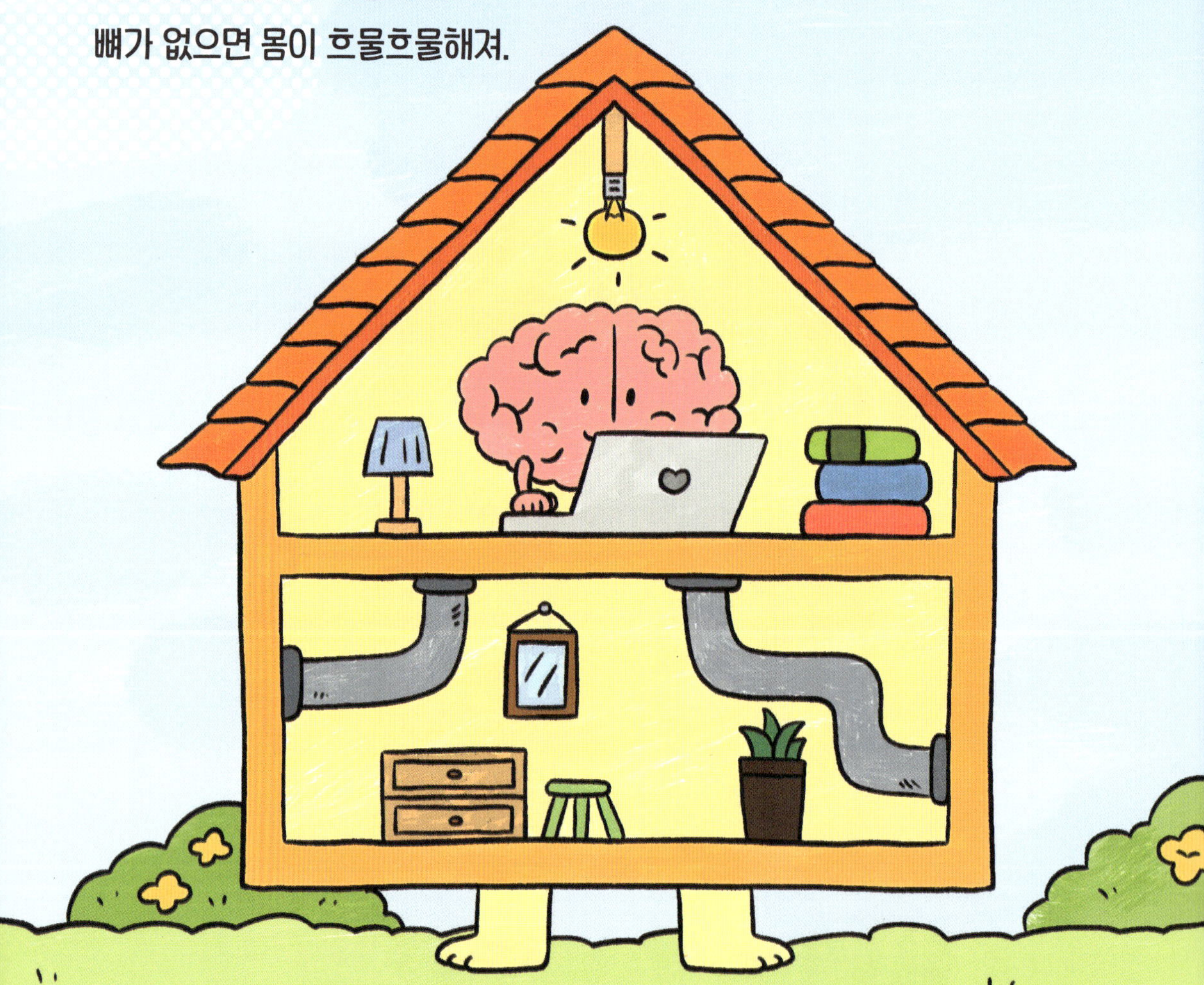

근육은 우리를 움직이게 해 줘.
우리가 뛰고, 웃고, 손을 흔드는 것도 다 근육 덕분이지.
피(혈액)는 집 안의 수도관처럼 몸속 세포가 필요한
산소와 영양분을 여기저기로 날라 줘.
심장은 펌프처럼 쿵쾅쿵쾅 뛰면서 피를 밀어서 내보내.

뇌는 집 안의 컴퓨터야.
몸이 어떻게 움직일지, 뭘 할지 알려 주지.
피부는 지붕이나 벽지처럼 몸을 감싸서 보호해 줘.

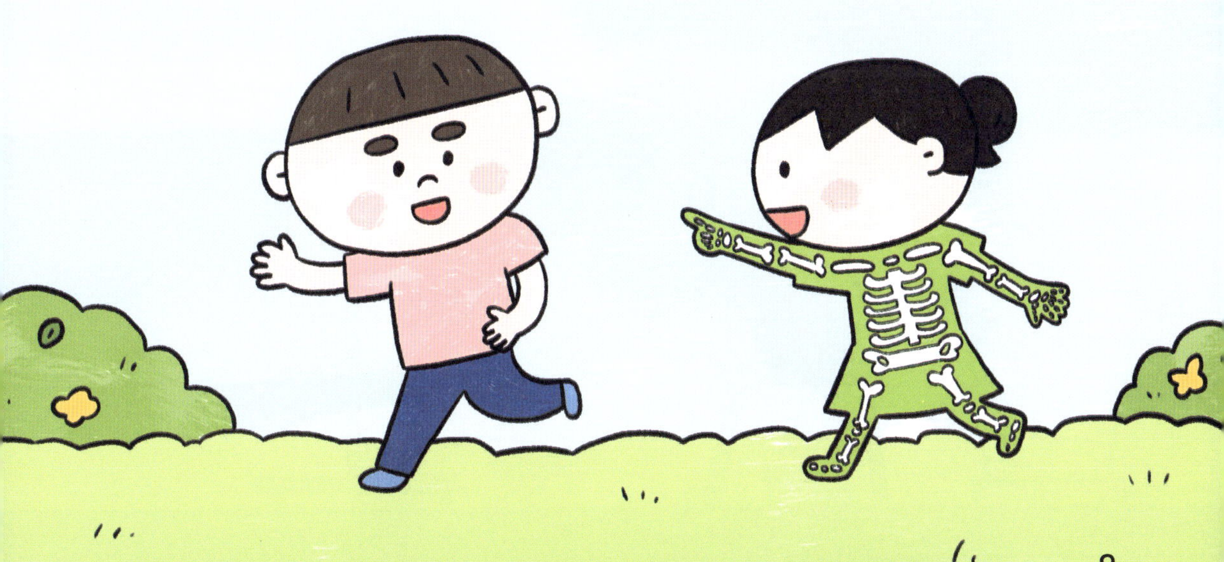

가장 작은 조각, 세포

세포는 우리 몸을 만드는 아주아주 작은 조각이야.
레고 블록을 하나하나 모아서 집을 짓는 것처럼,
작은 세포가 모여서 우리 몸을 만들지.
머리카락, 눈, 손톱, 심장…… 모두 세포로 이루어져 있어.

세포는 너무 작아서 눈으로는 볼 수 없고,
현미경으로 봐야 해.

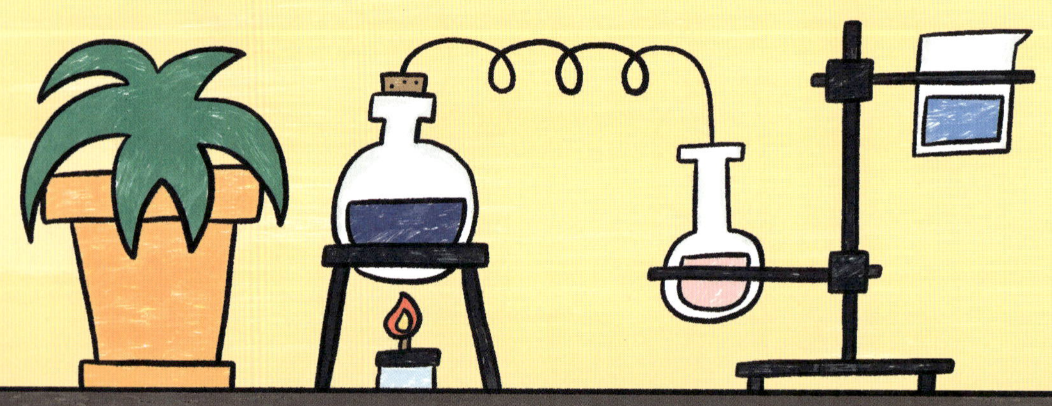

영국의 과학자 로버트 훅은
현미경으로 코르크 나무 껍질을 관찰하다가
작은 방처럼 생긴 공간을 발견했어.
그리고 이것을 '작은 방'이라는 뜻의
'세포(Cell)'라고 이름 붙였지.

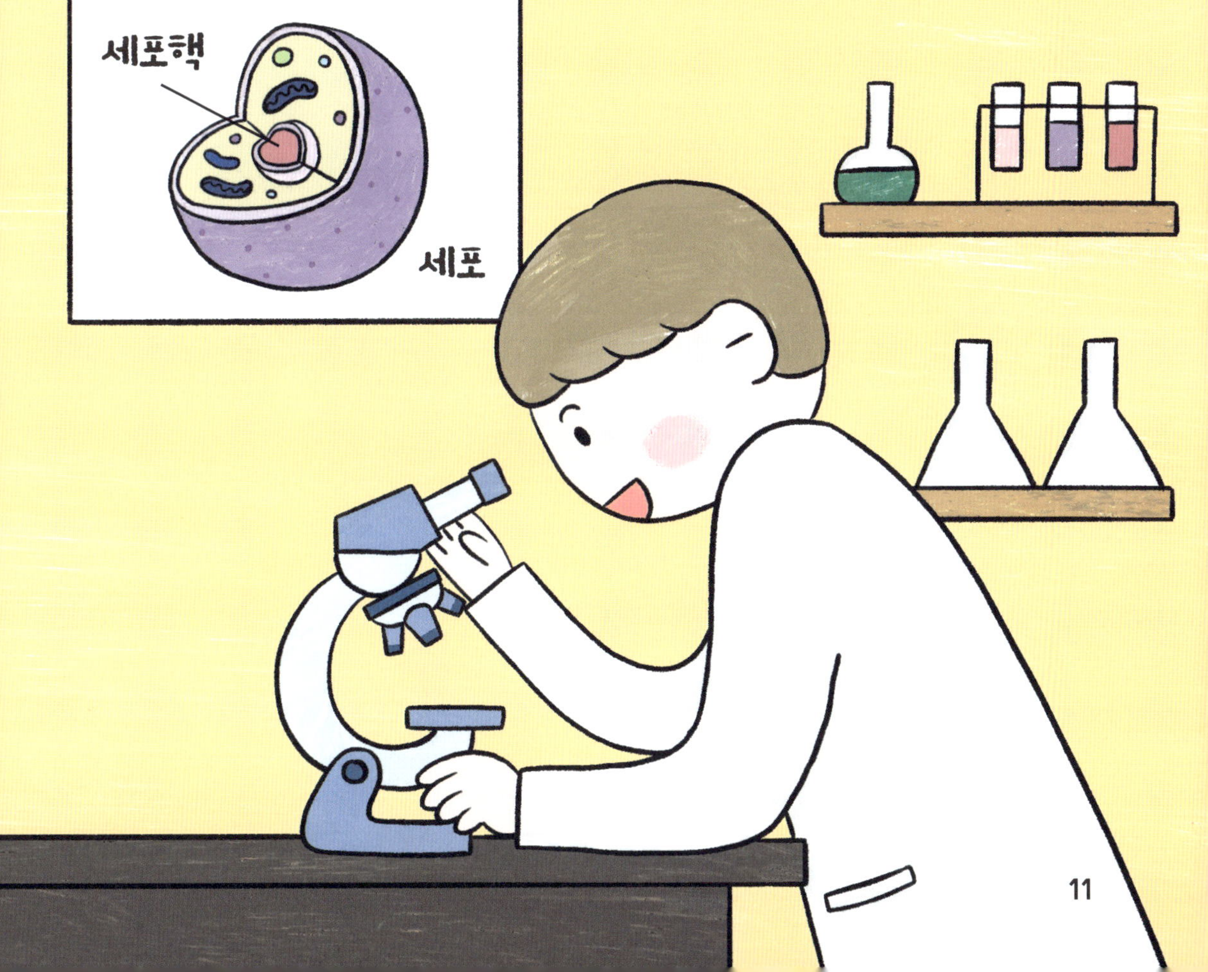

우리 몸의 세포는 무려 36조 개나 돼!
너무 큰 숫자라 상상하기 힘들 거야.
그냥 하늘의 별처럼 무수히 많다고 생각하면 돼.

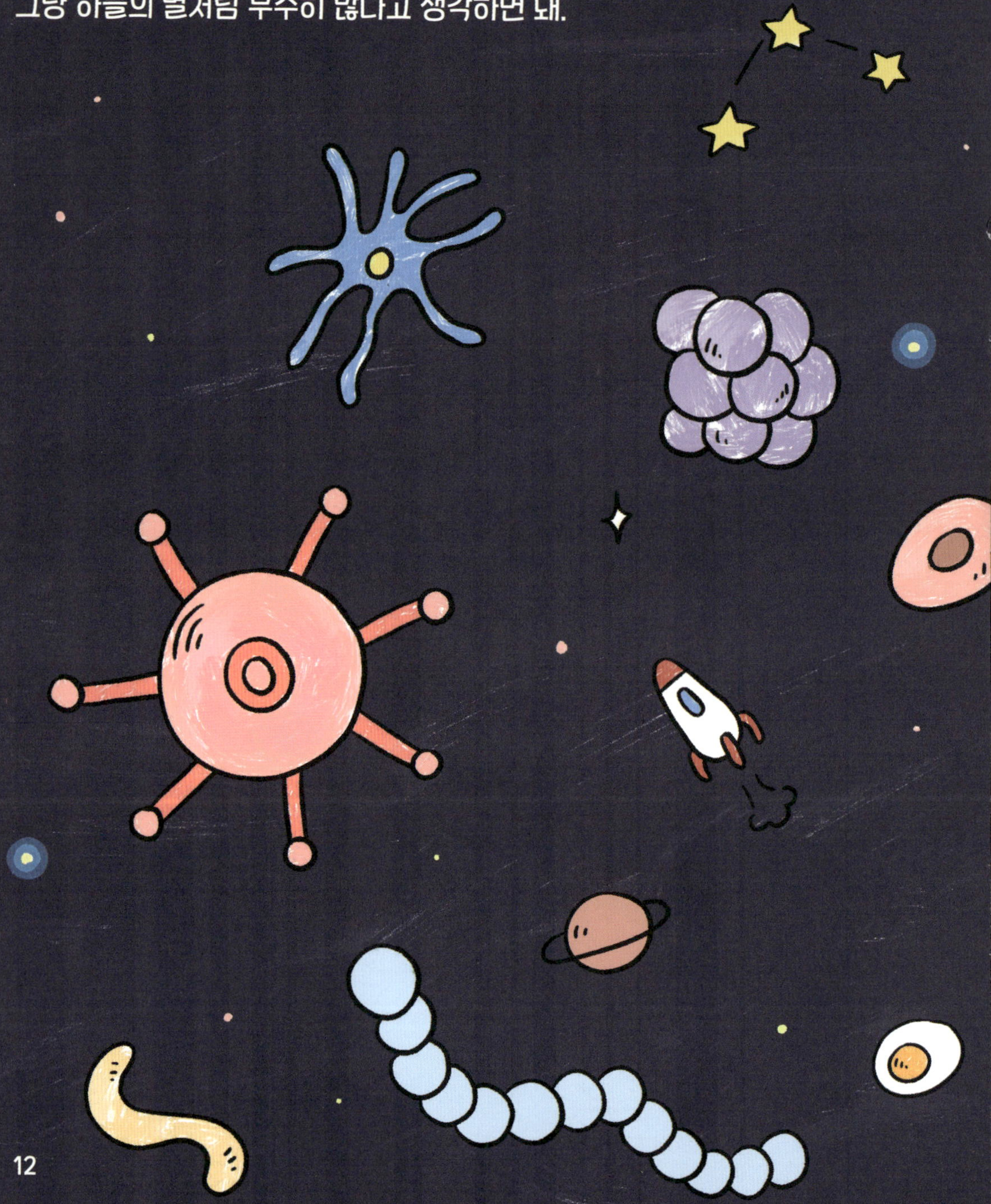

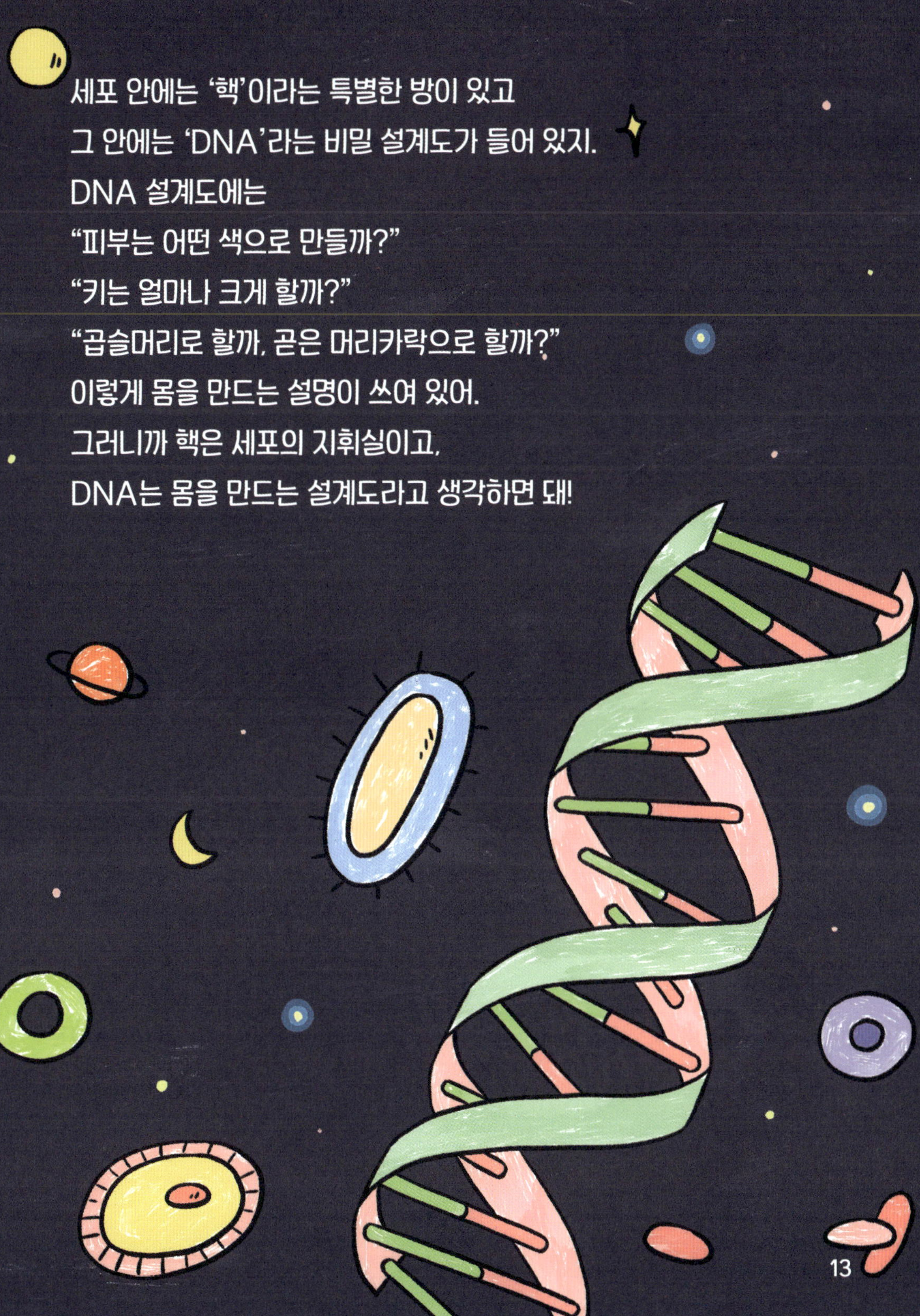

세포 안에는 '핵'이라는 특별한 방이 있고
그 안에는 'DNA'라는 비밀 설계도가 들어 있지.
DNA 설계도에는
"피부는 어떤 색으로 만들까?"
"키는 얼마나 크게 할까?"
"곱슬머리로 할까, 곧은 머리카락으로 할까?"
이렇게 몸을 만드는 설명이 쓰여 있어.
그러니까 핵은 세포의 지휘실이고,
DNA는 몸을 만드는 설계도라고 생각하면 돼!

힘을 합치자, 조직과 장기

친구들과 모둠 활동을 하면 혼자 할 때보다 더 잘할 수 있지.
작은 세포도 힘을 합쳐서 '조직'을 만들어.
조직에는 네 가지가 있어.

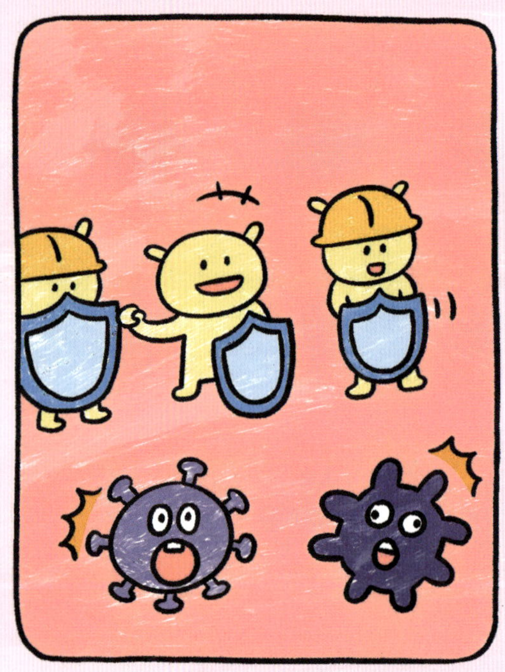

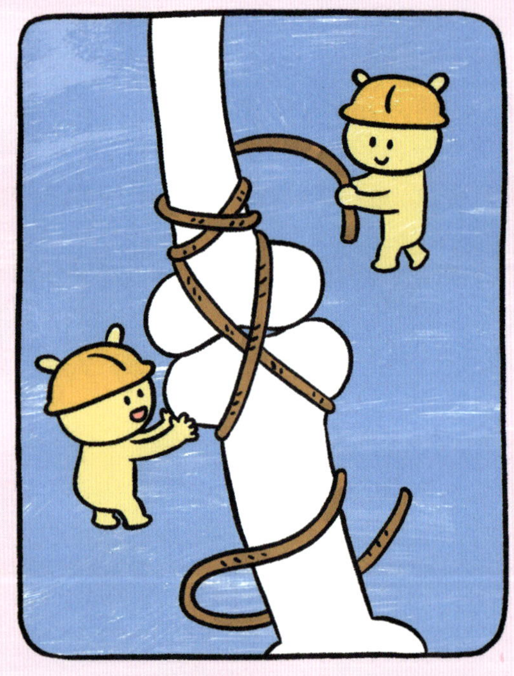

상피조직은 우리 몸의 껍질이야.
피부처럼 몸을 덮고, 세균이나
해로운 걸 막아 주는 튼튼한 방패지.

결합조직은 몸을 묶어 주는 끈이야.
뼈, 연골처럼 몸을 붙들고 연결해 줘.

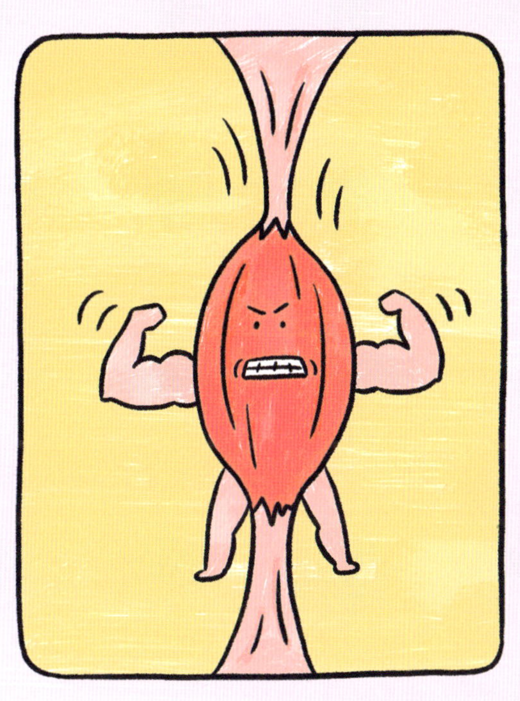

근육조직은 움직이는 고무줄이야.
손발을 움직이게 하고, 심장이 쿵쿵
뛰게 만드는 힘줄 같은 역할을 해.

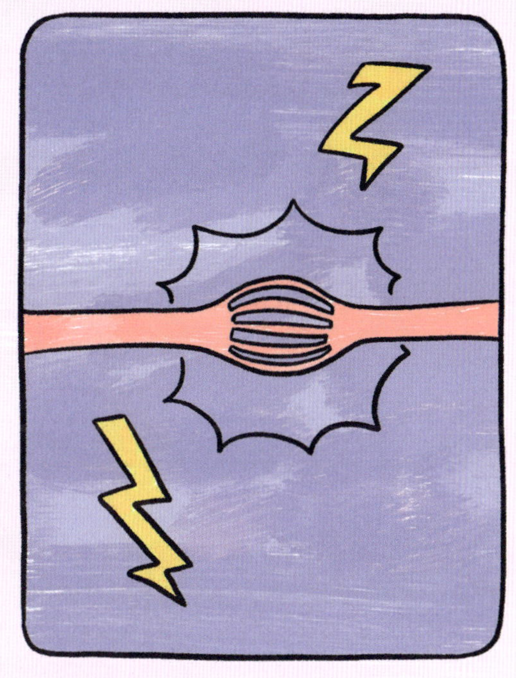

신경조직은 몸속 전깃줄이야.
보고 듣고 느낀 정보를 뇌와 몸
구석구석으로 보내서 몸이 잘
움직이도록 도와줘.

조직이 모이면 '장기'가 돼.
우리가 잘 아는 심장, 폐, 위, 뇌 등이지.

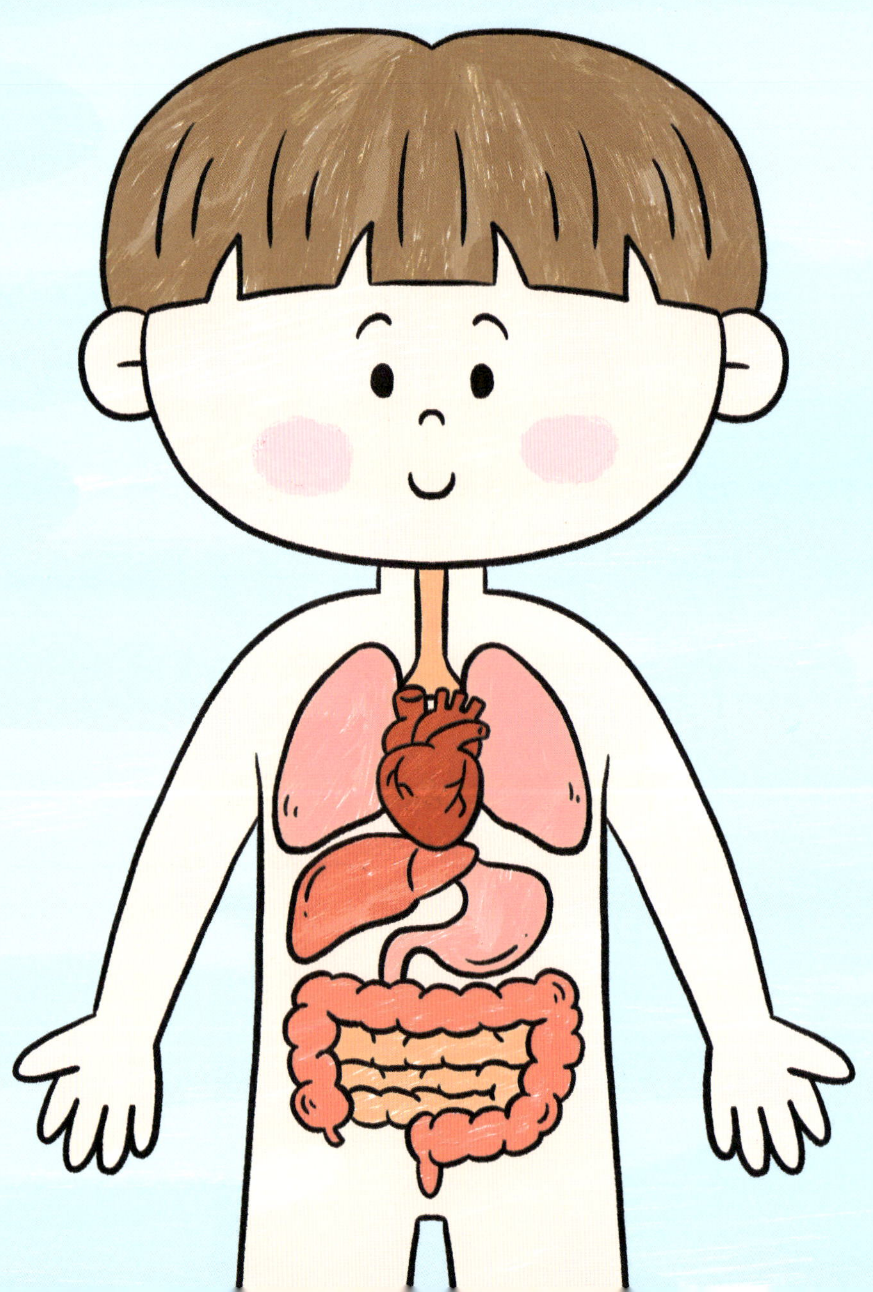

장기들이 모여 있는 것을 '계통'이라고 해.
음식을 소화하는 소화계.
숨을 쉬게 하는 호흡계.
피를 돌게 하는 순환계.
뼈와 근육이 있는 근골격계 등이야.

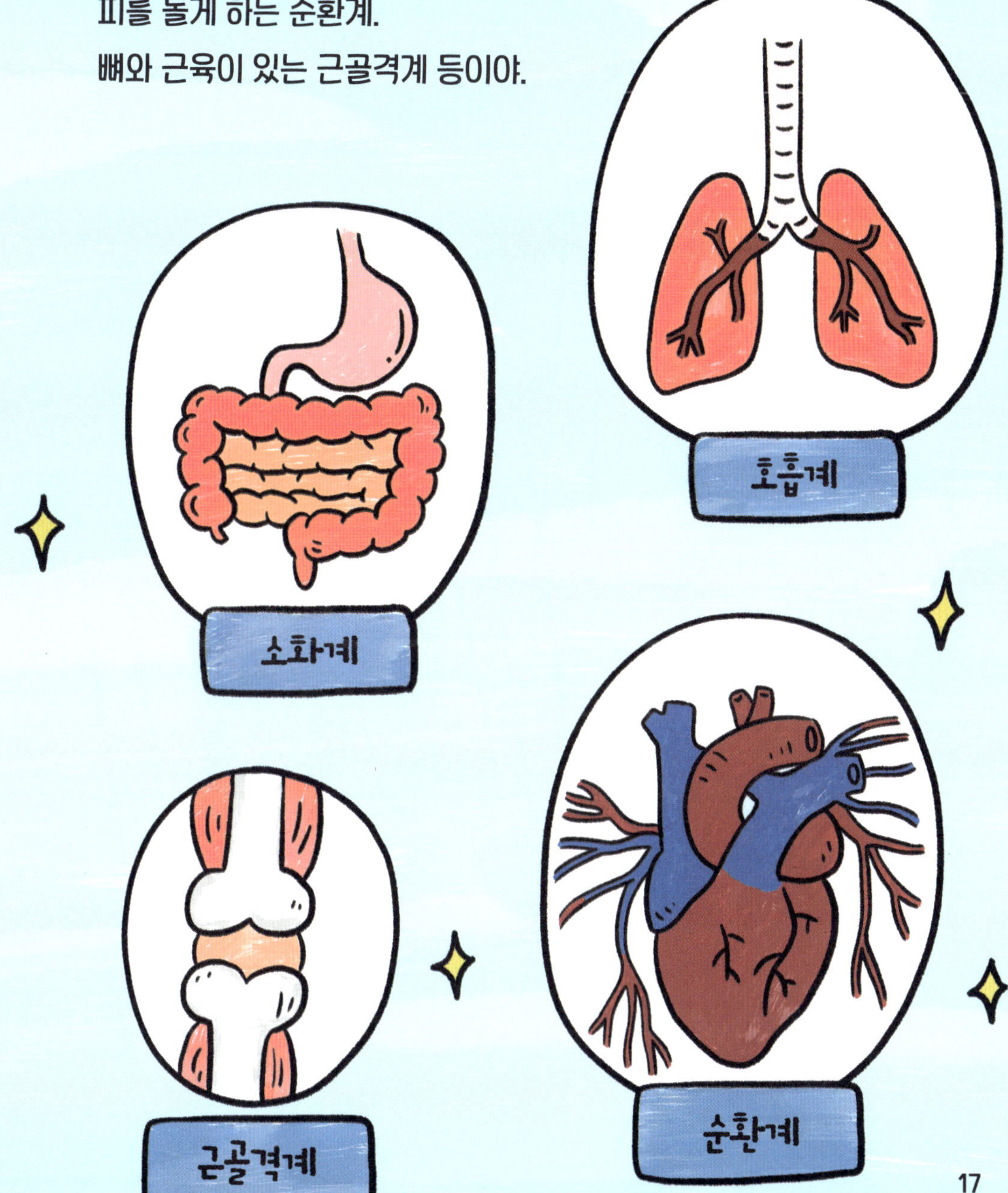

모든 계통이 모이면 하나의 완전한 몸,
바로 여러분이 되는 거야.

세포 → 조직 → 장기 → 계통 → 몸

이렇게 이어지는 거지.

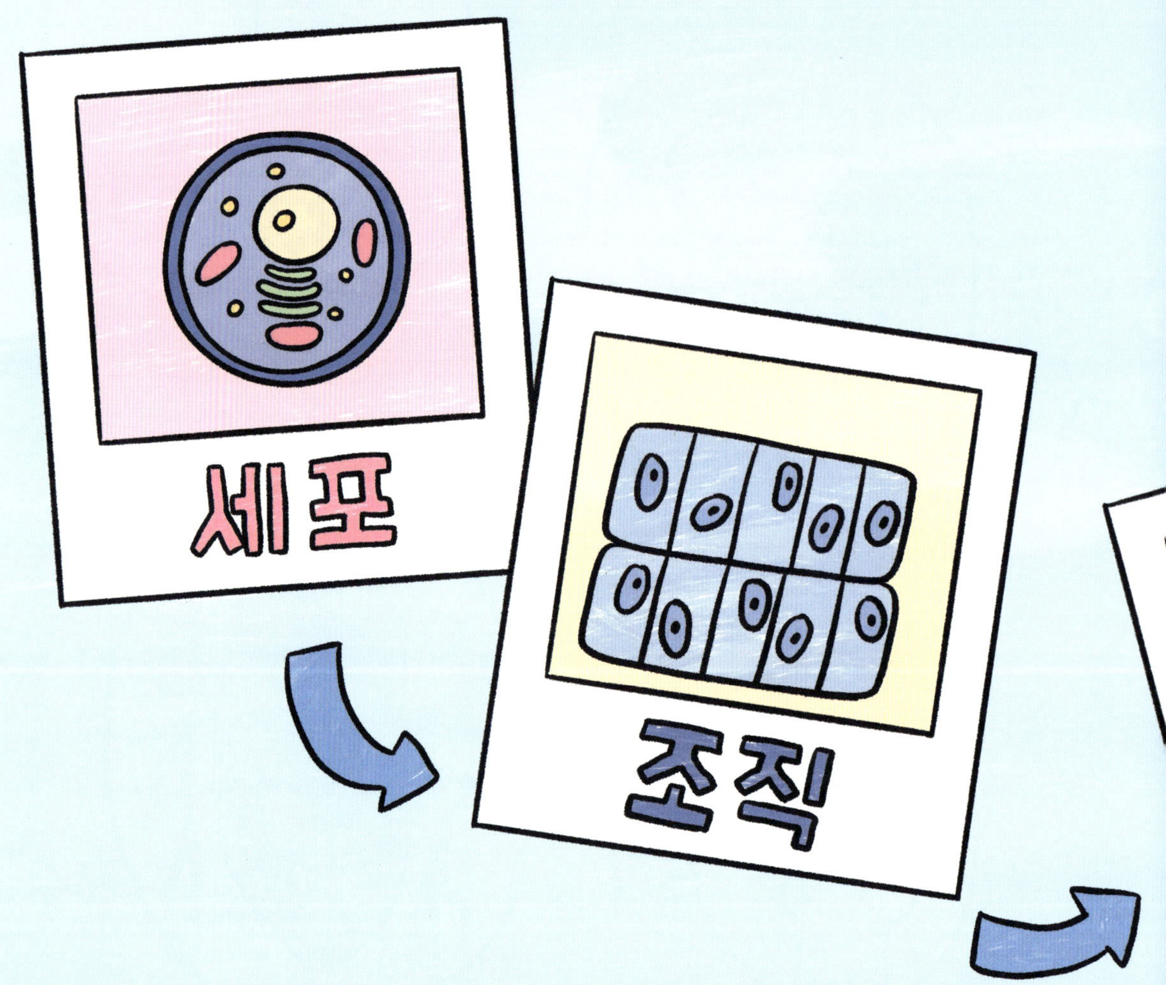

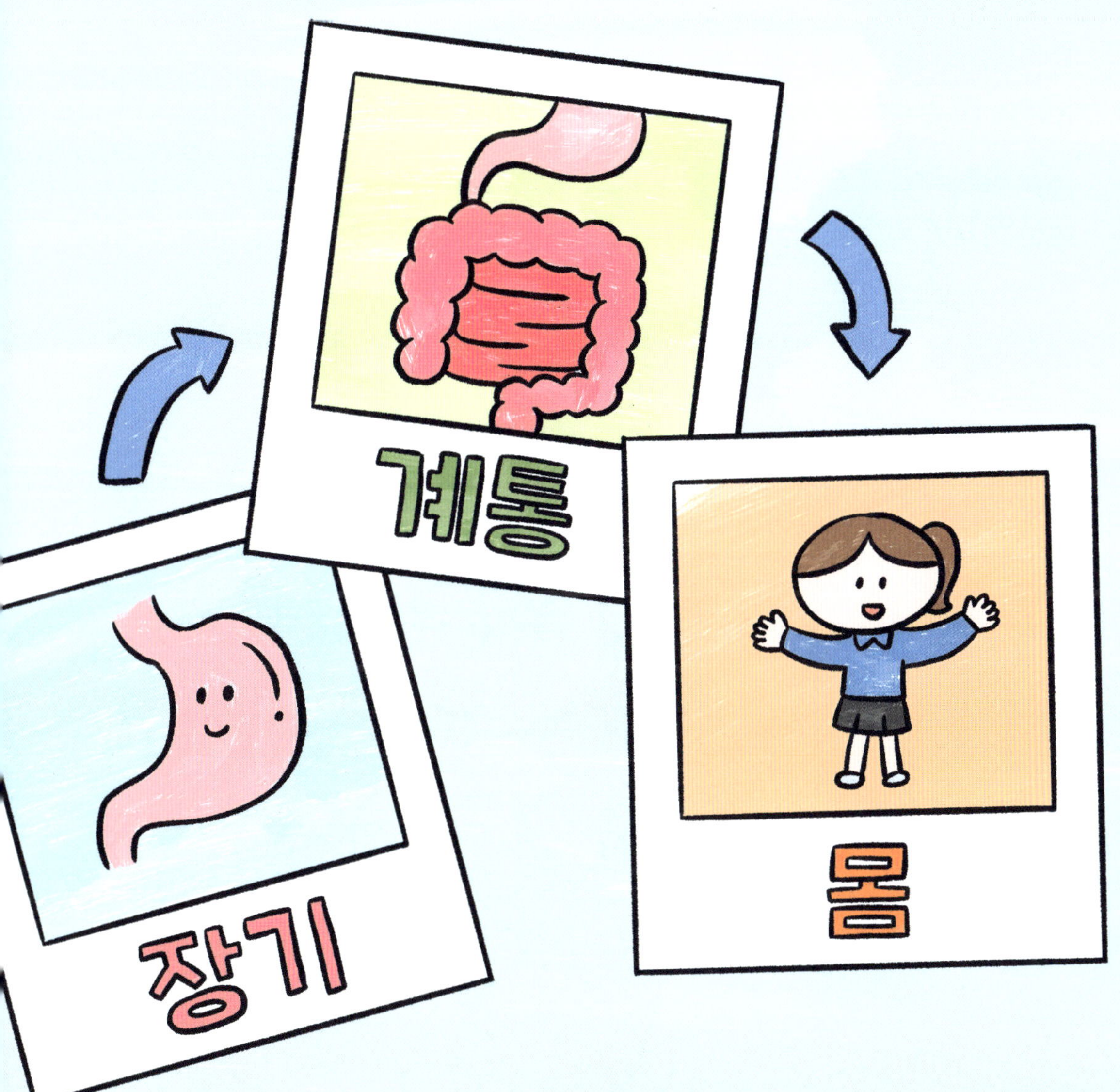

계통
장기
몸

몸을 움직이는 힘, 뼈와 근육

운동장에서 달리거나 줄넘기를 해 본 적 있어?

허리를 빙글빙글 돌리고, 폴짝 높이 뛰고,

팔을 힘차게 흔들 수 있는 건

뼈가 기둥처럼 우리 몸을 받쳐 주고,

근육이 팽팽한 고무줄처럼 당겨서 몸을

움직이게 해 주기 때문이야.

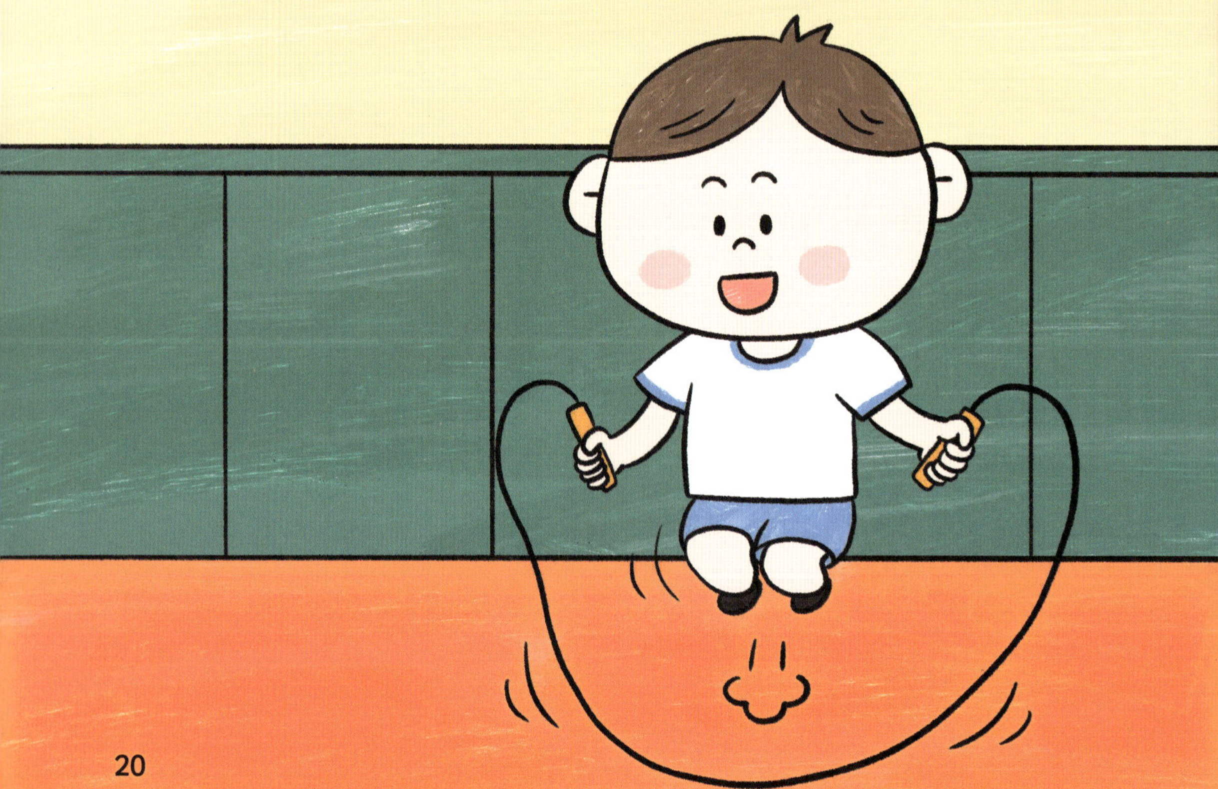

집을 지을 때 기둥이 없으면 무너지듯,
우리 몸에도 뼈가 있어야 똑바로 설 수 있어.

우리 몸의 대표적인 뼈는
머리를 지키는 머리뼈,
심장과 폐를 감싸는 갈비뼈,
몸을 지탱하는 척추뼈야.

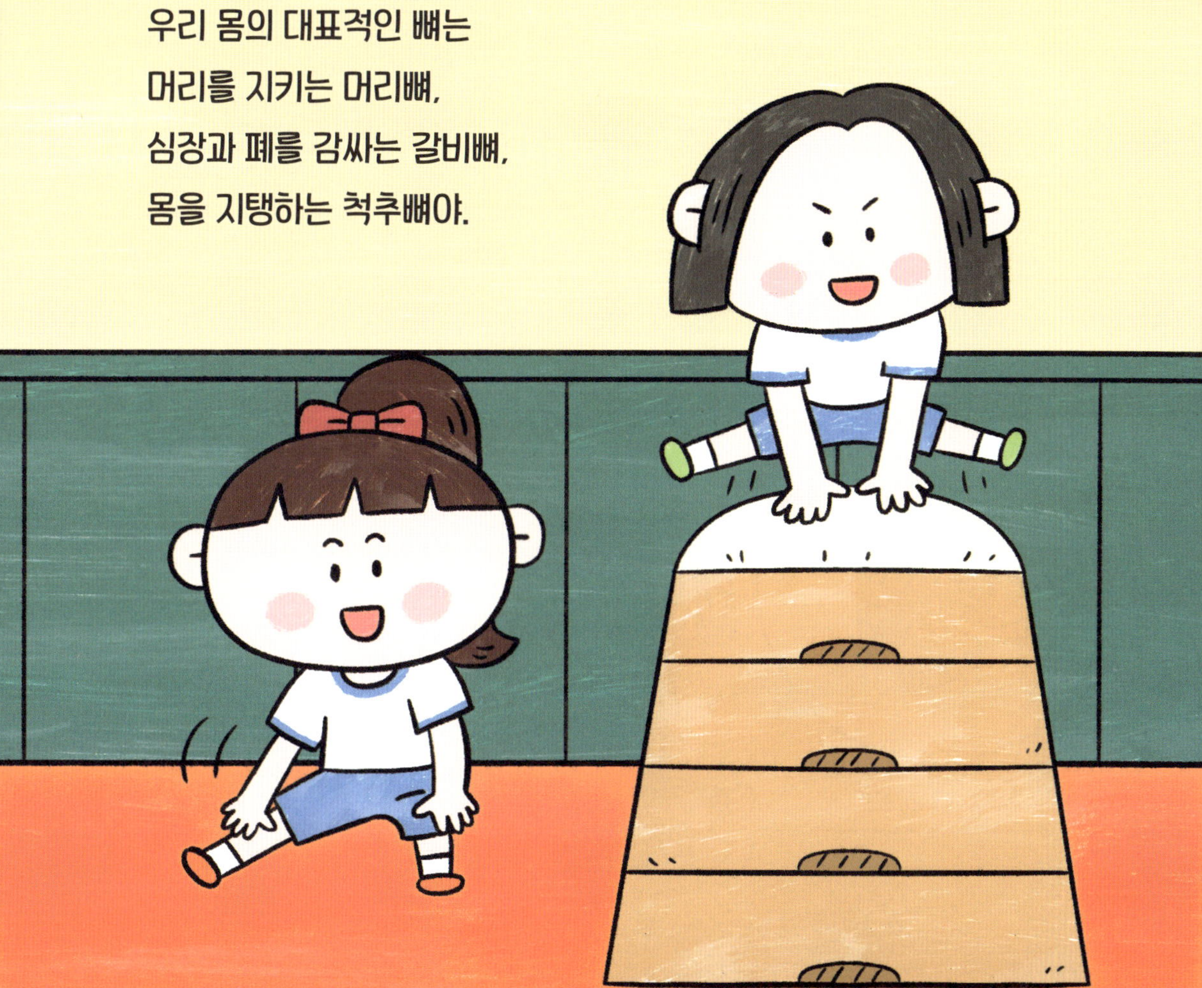

뼈와 뼈가 만나 움직이는 곳을 '관절'이라고 해.
팔꿈치, 무릎 관절은 문처럼 한쪽으로만 굽혀지고,
어깨 관절은 둥근 회전문처럼
여러 방향으로 움직일 수 있지.

관절 사이에는 연골(물렁뼈)이 있어서
뼈끼리 부딪치지 않게 해 줘.

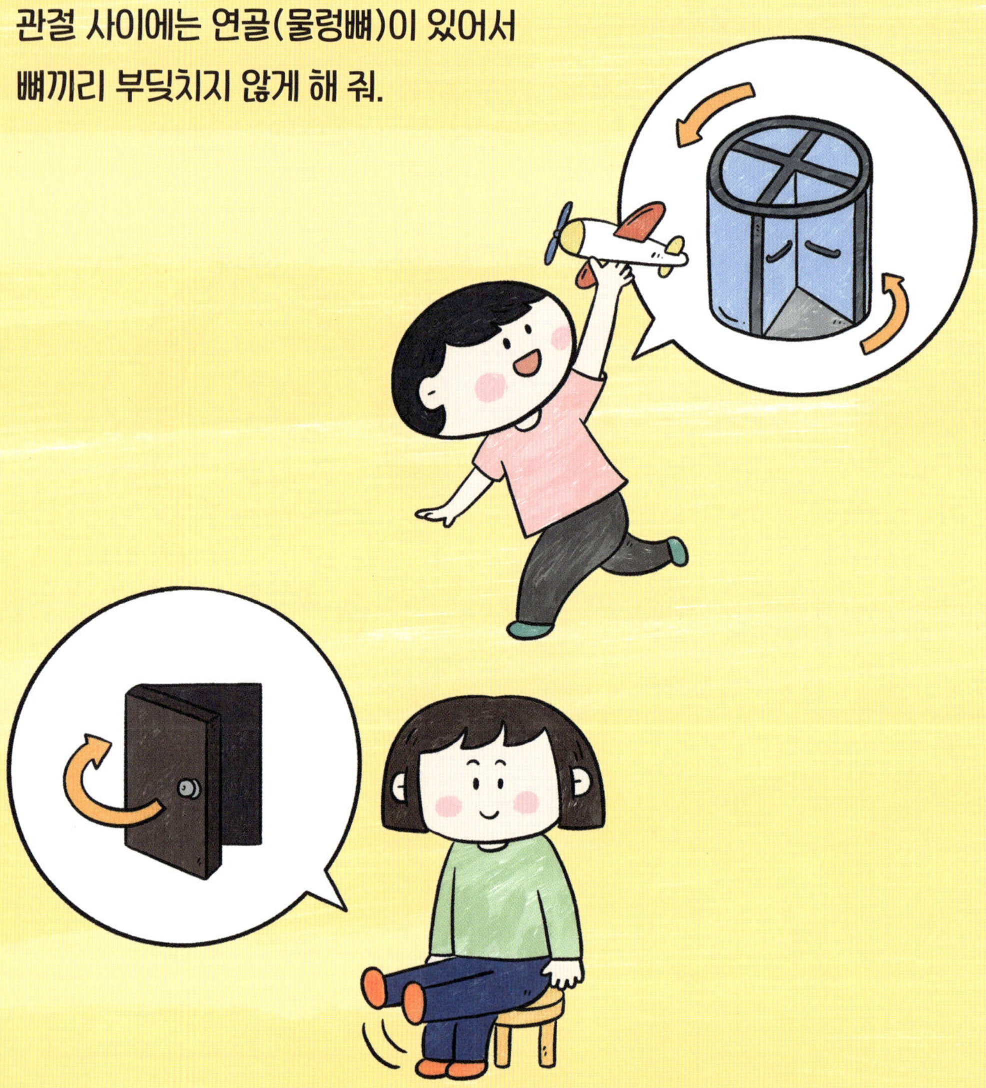

근육은 뼈에 붙어서 몸을 움직이게 하는 일을 해.
눈을 깜빡이는 아주 작은 근육도 있고
음식을 꿀꺽 삼킬 수 있는 근육도 있고
심장을 뛰게 하는 근육도 있어.
우리 몸의 근육은 600개가 넘지.

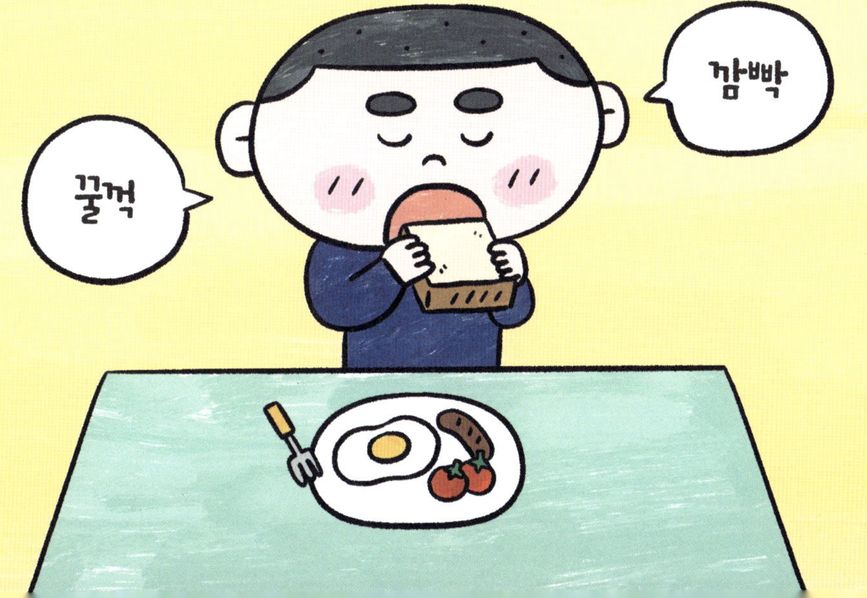

근육에는 우리 뜻대로 움직일 수 있는 근육도 있지만
스스로 알아서 움직이는 근육도 있어.

우리 뜻대로 움직이는 근육은 손, 발, 팔 등에 있고
스스로 알아서 움직이는 근육은
몸속의 심장 근육, 위 근육 등이야.
우리가 위에게 "자, 이제 소화해!"라고 명령한다고
위가 움직이는 건 아니잖아?

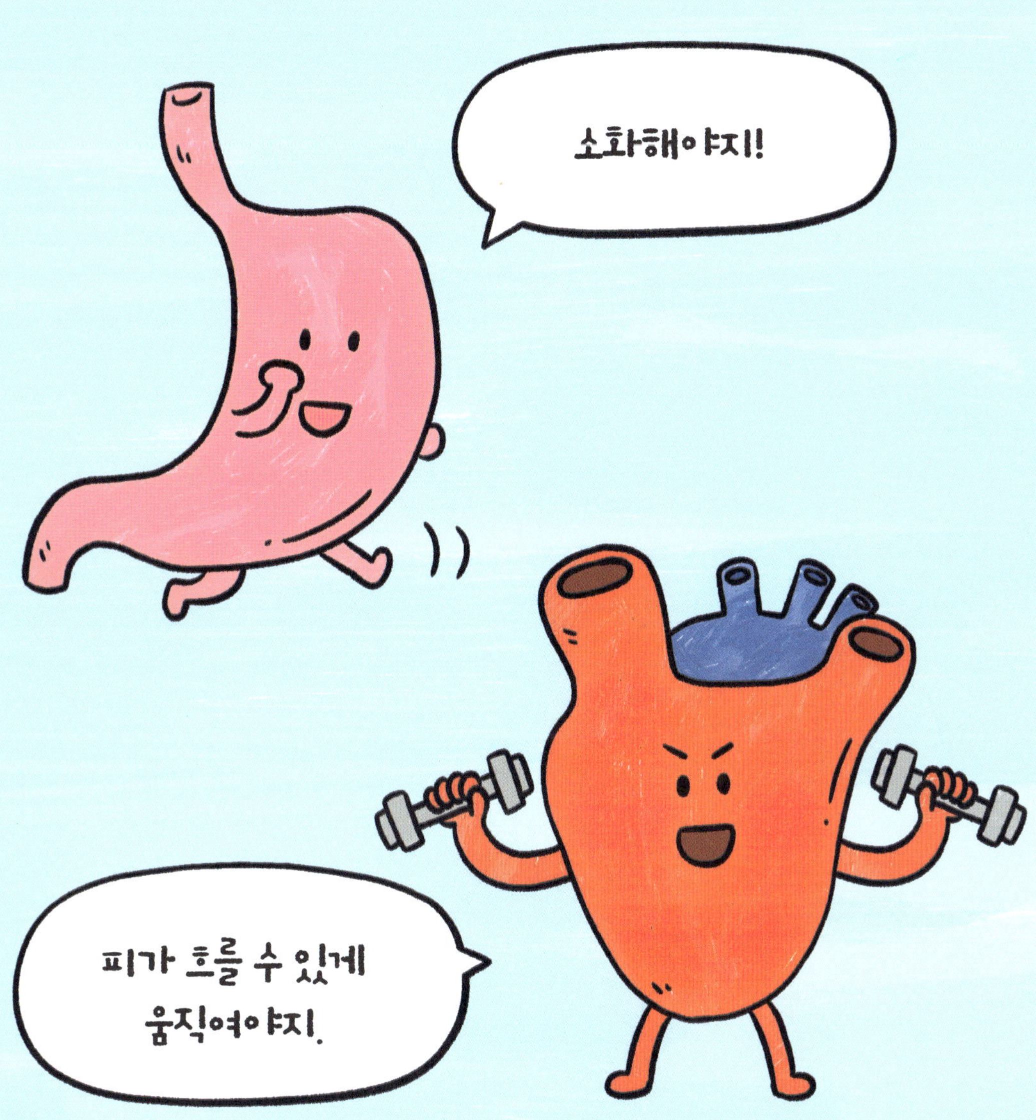

소화해야지!
피가 흐를 수 있게
움직여야지.

우리 몸의 전깃줄, 신경

손가락이 뜨거운 냄비에 닿으면 "앗, 뜨거워!" 하면서
바로 손을 뗄 거야.
이렇게 순식간에 반응할 수 있는 건
바로 '신경' 때문이야.

신경은 우리 몸 구석구석을 잇는 아주 가느다란
전깃줄이라고 할 수 있어.
눈이 보고, 귀가 듣고, 피부가 느낀 것을
뇌로 전달해 주는 일을 하지.

그리고 뇌에서 내린 명령을
몸 구석구석까지 전달해.

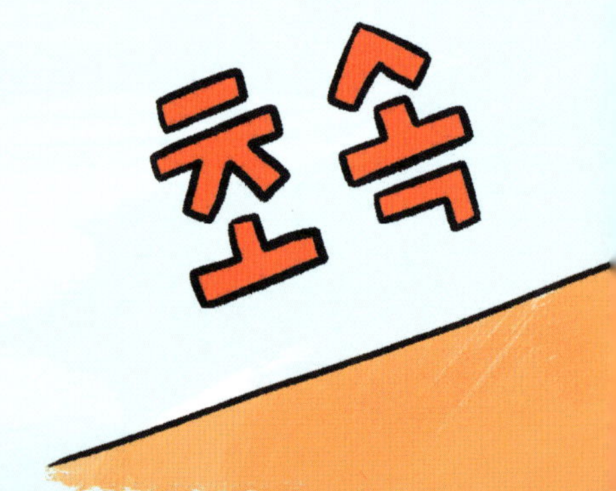

신경은 정말 속도가 빨라.
가장 빠르면 1초에 120미터나 갈 수 있어.
그래서 뜨거운 냄비에 손이 닿자마자 뗄 수 있는 거야.

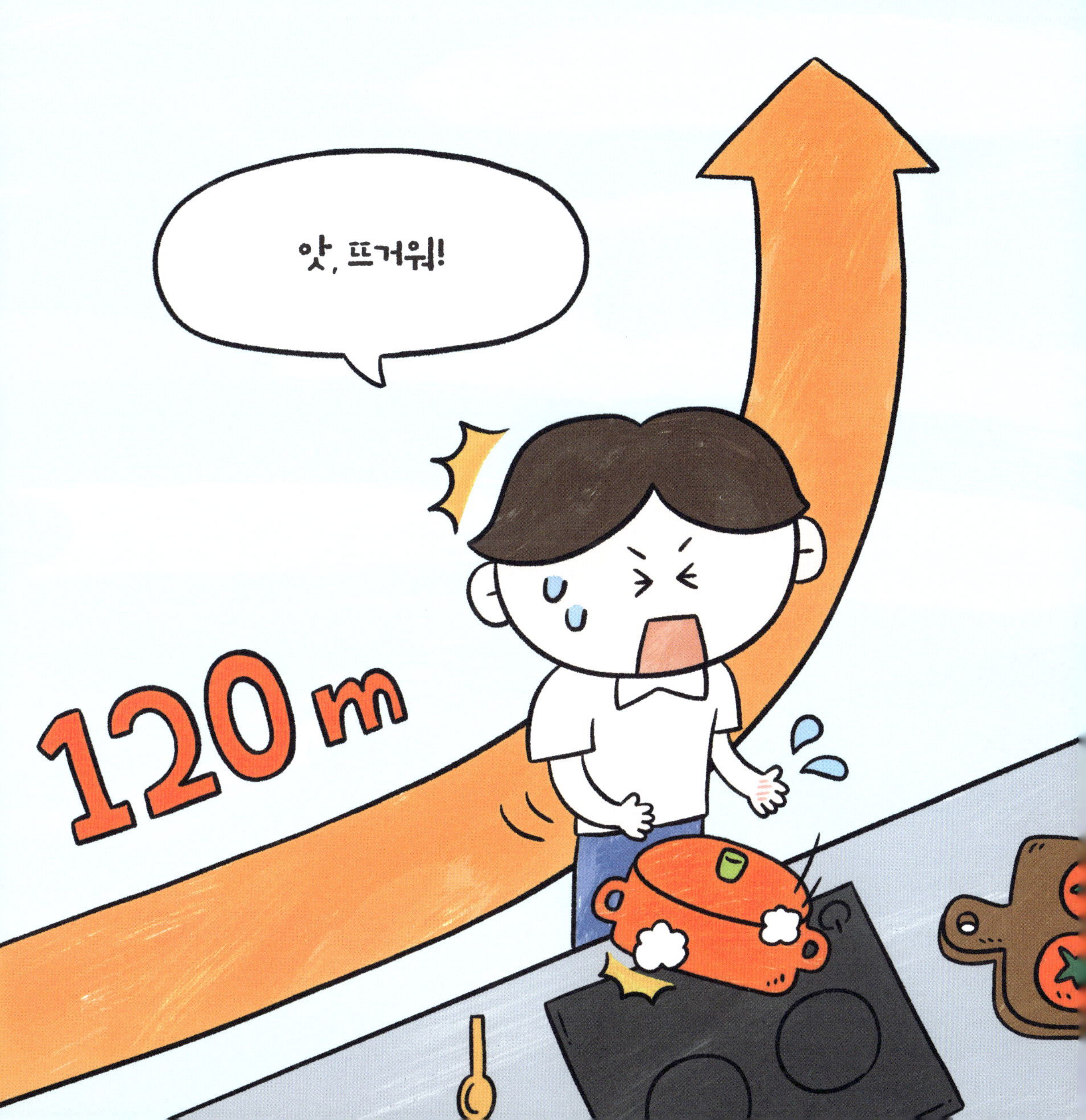

우리 몸의 컴퓨터, 뇌

뇌는 몸의 모든 정보를 모아 결정하고
명령을 내리는 슈퍼컴퓨터야.
뇌는 머리뼈 안에 들어 있고 말랑말랑해.
뇌는 쉬지 않고 일하면서 우리 몸 전체를 지휘하지.

식탁에 아이스크림이 있으면,
눈이 먼저 그 모습을 뇌에 알려 줘.
그러면 뇌는 "아이스크림이네! 맛있겠다!" 하고 생각하게 돼.
냄새를 맡은 코가 "달콤해!" 하고 뇌에 신호를 보내.
그러면 뇌는 기억 속 냄새를 찾아서
"이건 딸기 아이스크림이야!" 하고 알려 주지.

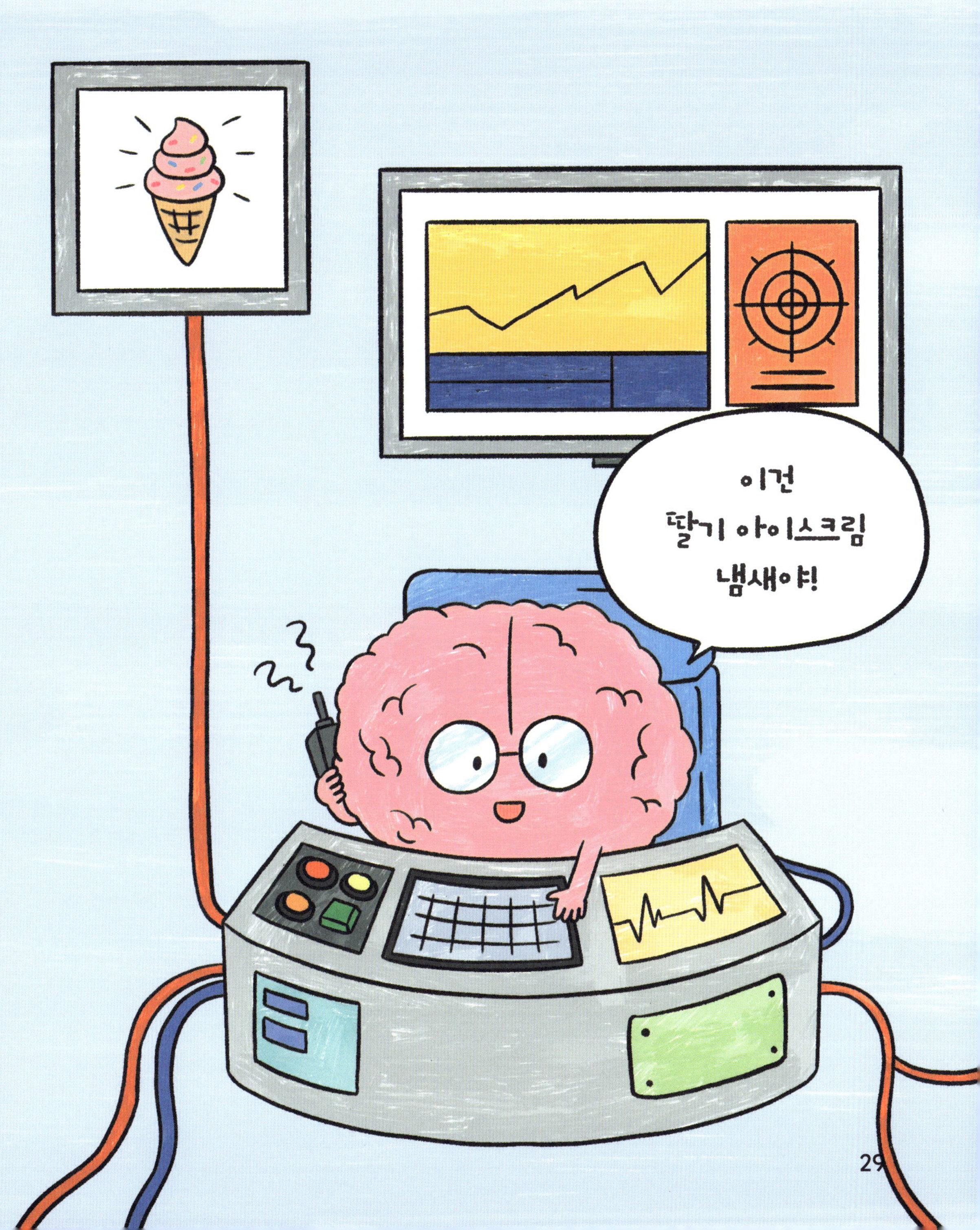
이건
딸기 아이스크림
냄새야!

뇌는 크게 세 부분으로 나눌 수 있어.

대뇌는 생각하고, 공부하고, 그림을 그리거나
악기를 연주하는 등의 역할을 담당해.

소뇌는 균형 잡아 주는 역할을 하지.
자전거를 타거나 킥보드를 탈 때 넘어지지 않도록 말이야.

뇌줄기는 숨쉬기나 심장 뛰기처럼
생명에 꼭 필요한 일을 맡고 있어.
뇌줄기 덕분에 우리가 자는 동안에도
심장이 뛰고 숨을 쉴 수 있지.

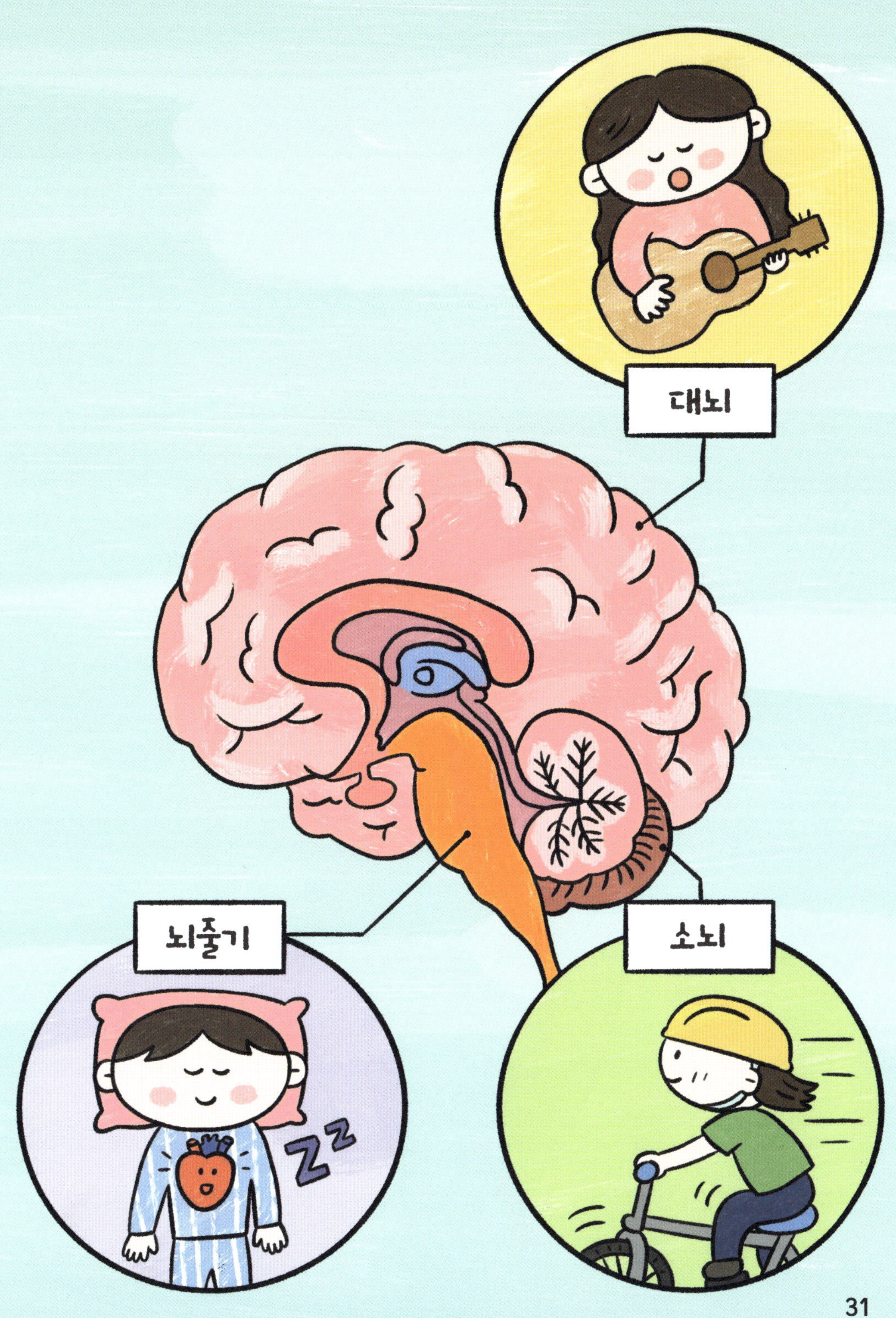

대뇌
뇌줄기
소뇌

힘센 펌프, 심장

심장은 가슴 한가운데에서 약간 왼쪽에 있어.
크기는 주먹만 한데, 잠시도 쉬지 않고
계속 쿵쿵 소리를 내며 뛰고 있지.

심장이 하는 일은 피를 온몸으로 보내는 거야.
심장이 힘껏 피를 밀어내면,
피는 '혈관'이라는 가느다란 길을 따라
몸 구석구석으로 달려가지.

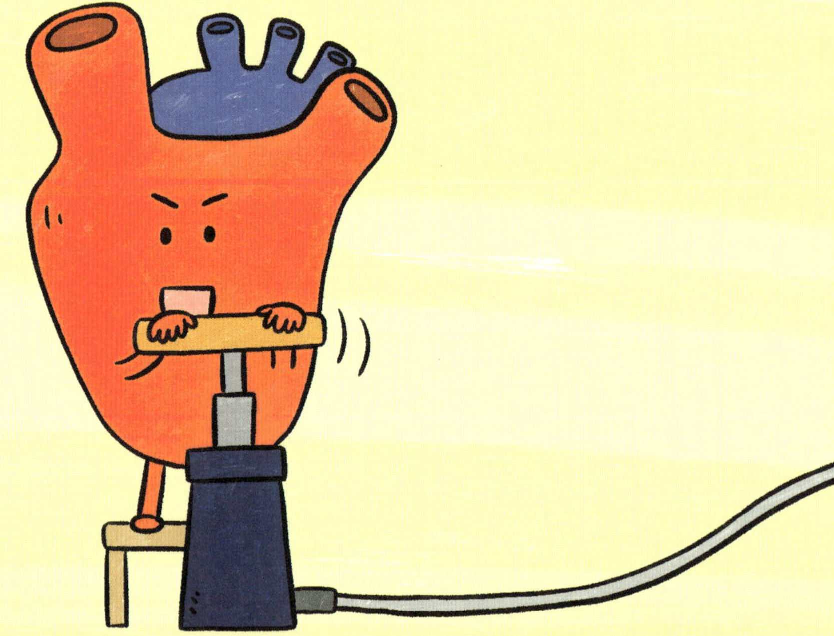

동맥은 심장에서 나온 깨끗한 피가 지나가는 길이야.
정맥은 몸에서 사용한 피가 심장으로 돌아오는 길이지.
모세혈관은 머리카락보다 가는 작은 길이야,
정맥이나 동맥이 들어가지 못하는 좁은 곳까지
산소를 운반하지.

혈관을 모두 이어 붙이면
지구를 두 바퀴 반이나 돌 수 있을 만큼 길어!

신기한 건, 심장은 스스로 뛰는 힘을 갖고 있다는 거야.
"심장아, 뛰어!" 하고 명령하지 않아도,
알아서 평생 동안 뛰어.

만약 심장이 잠깐이라도 쉰다면,
피가 돌지 않아서 몸이 움직이지 못해.

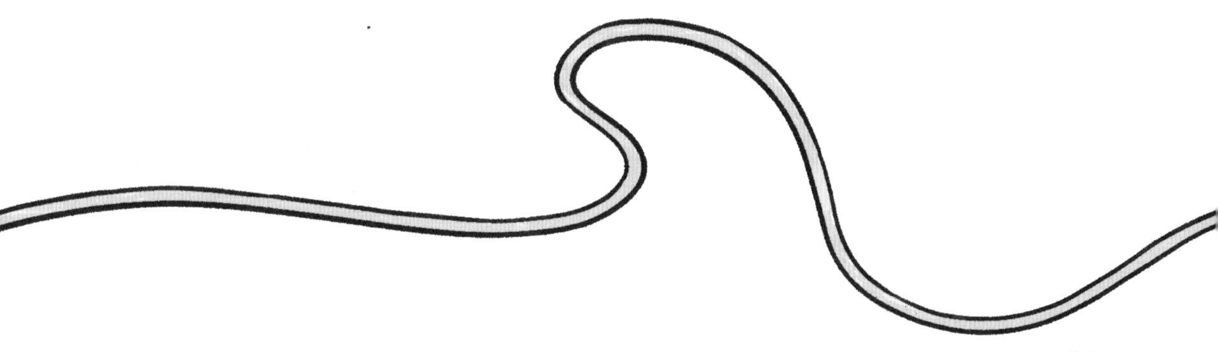

배달하고 청소하는, 피

피는 우리 몸을 건강하게 지켜 주는
특별한 배달부이자 청소부야.
'혈액'이라고도 하지.
피는 우리가 숨을 쉴 때 들어온 산소와
밥을 먹고 얻은 영양분을 몸 구석구석으로 배달하지.
또 몸에서 쓰고 남은 찌꺼기를 모아서,
숨을 내쉴 때 밖으로 내보내도록
폐에 가져다 놓아.

피 속에서 가장 중요한 것은
'적혈구'와 '백혈구'야.
적혈구는 몸속 세포에 산소를 배달하는 일을 해.
백혈구는 세균이나 바이러스가 몸속으로 들어오면
열심히 싸워서 없애는 일을 하지.

우리 몸속에서 피는 하루 종일, 밤낮 없이 여행을 하고 있어.
피는 두 번의 여행을 해.

첫 번째는 심장에서 출발해 '폐'에 들러서
숨을 쉴 때 들어온 산소를 받아
심장으로 돌아오는 짧은 여행이야.
두 번째는 받아 온 산소를 가득 싣고
심장에서 온몸으로 떠나는 긴 여행이지.
이때 피는 산소와 영양분을 몸 구석구석에 내려놓고,
대신 이산화탄소와 찌꺼기를 받아서 심장으로 돌아와.

이렇게 두 가지 여행을 합쳐서
피가 우리 몸을 한 바퀴 도는 데
걸리는 시간은 1분
정도밖에 안 돼!

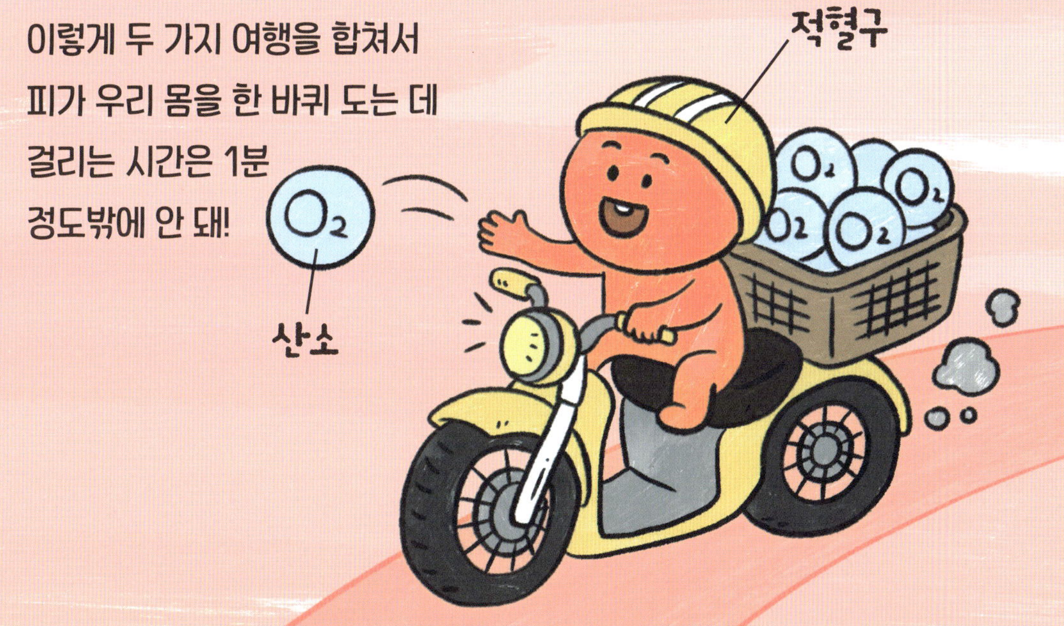

숨쉬기 대모험, 호흡

우리가 살아가려면 숨을 쉬어야 해.
숨쉬는 걸 '호흡'이라고 하지.
호흡은 '들이쉬기'와 '내쉬기'가 있어.

들이쉬기는 코나 입으로 공기를 몸속에 넣는 거야.
내쉬기는 그 공기를 바깥으로 내보내는 거지.

코로 숨을 들이쉬면
공기는 '기도'를 따라 내려가서
'폐'라는 큰 주머니로 들어가.

코는 단순히 숨이 들어오는 길이 아니야.
들어온 공기를 따뜻하게 만들고,
코털과 콧물이 먼지와 세균을 걸러내지.
코는 우리 몸의 공기청정기와 같아.

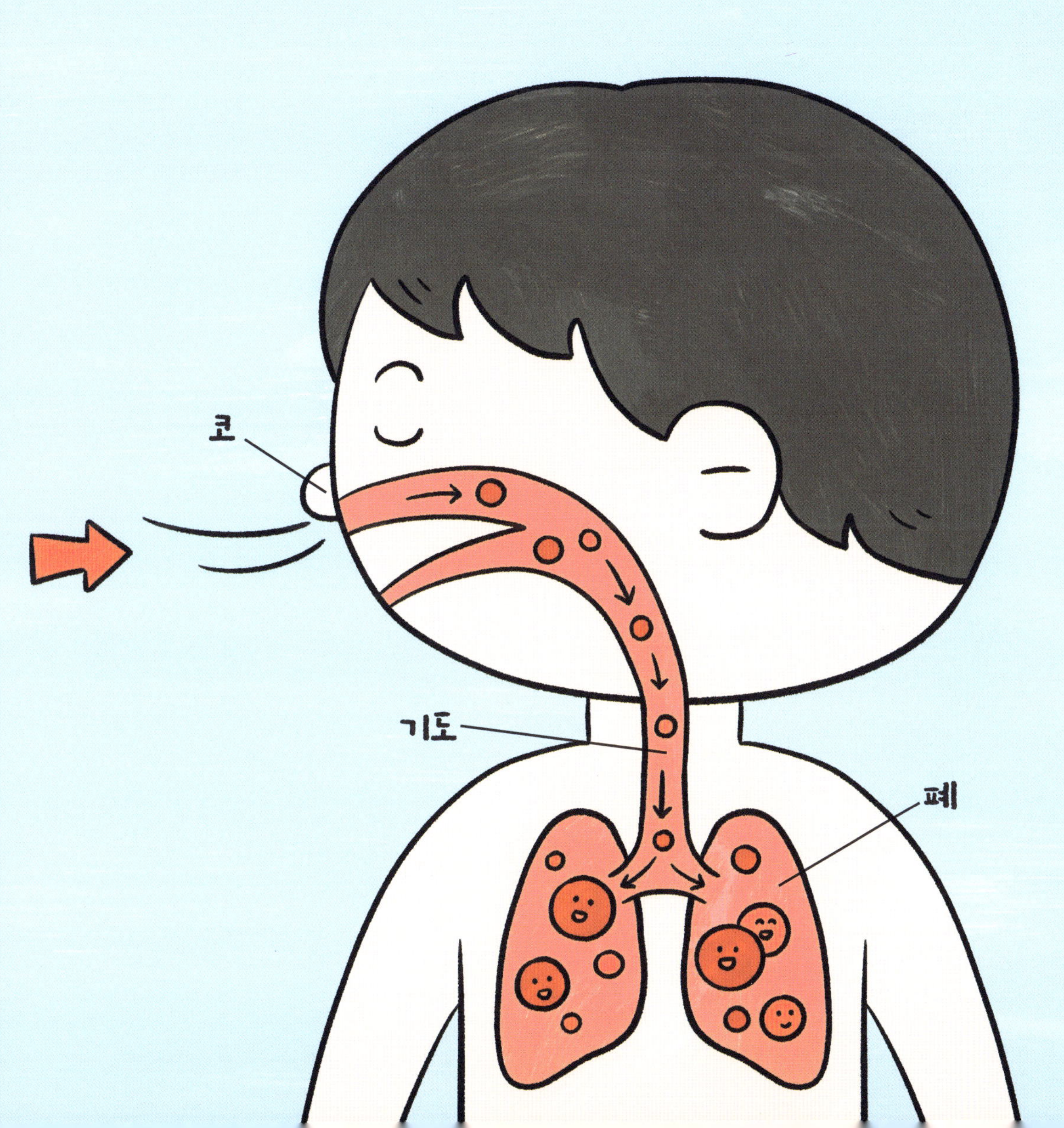

코
기도
폐

폐 안으로 들어온 공기 속의 산소는 핏속으로 스며들어.
그러면 앞에서 설명한 것처럼 피가 온몸을 돌면서
우리 몸 구석구석에 산소를 나눠 주는 거야.
몸에서 쓰고 남은 이산화탄소는
피를 타고 다시 폐로 돌아와.

폐는 산소를 들여보내고 이산화탄소를 내보내는
교환소 같은 일을 하는 거지.

하루 동안 우리가 숨쉬는 횟수는 약 2만 번이나 돼!

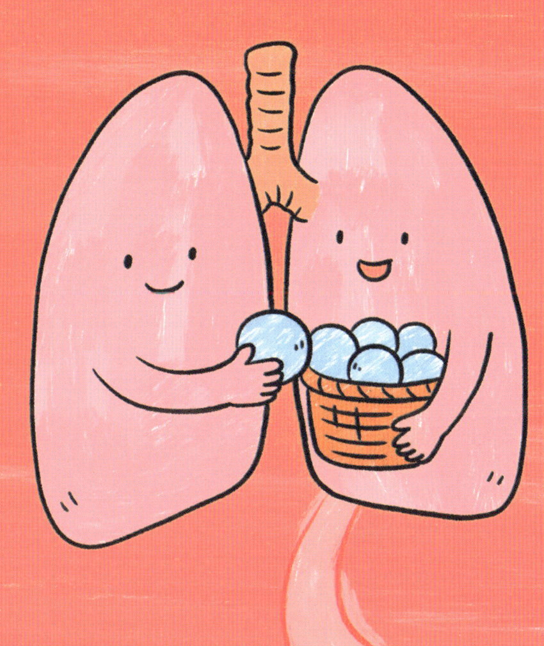
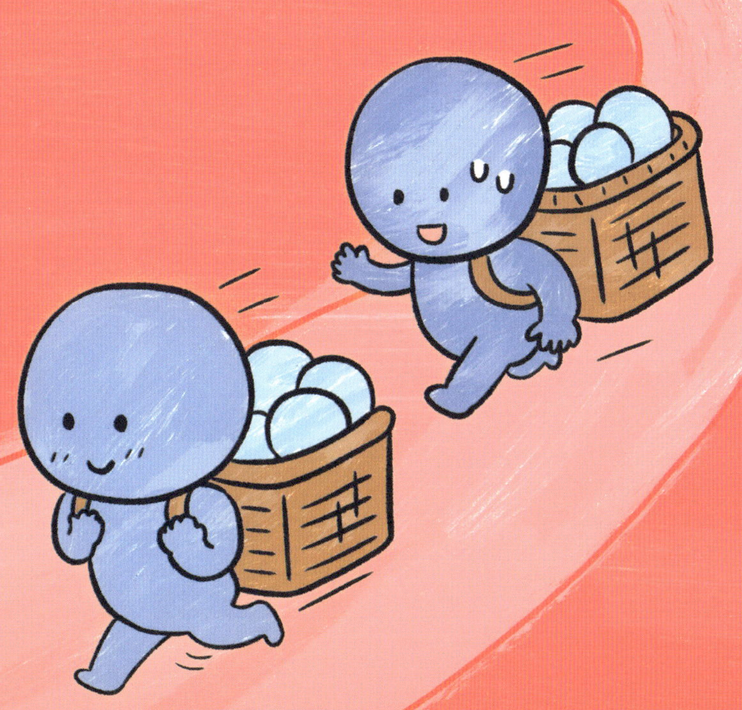

음식은 어디로 갈까? 소화

음식은 어떻게
우리가 힘을 낼 수 있게 해 주는 걸까?
그 비밀은 바로 '소화'야.

소화는 음식을 몸이 쓸 수 있는
아주 작은 영양소로 바꾸는 거야.
이렇게 작아진 영양소는 피를 타고 온몸으로 보내지지.

음식은 어디로 갈까? 소화

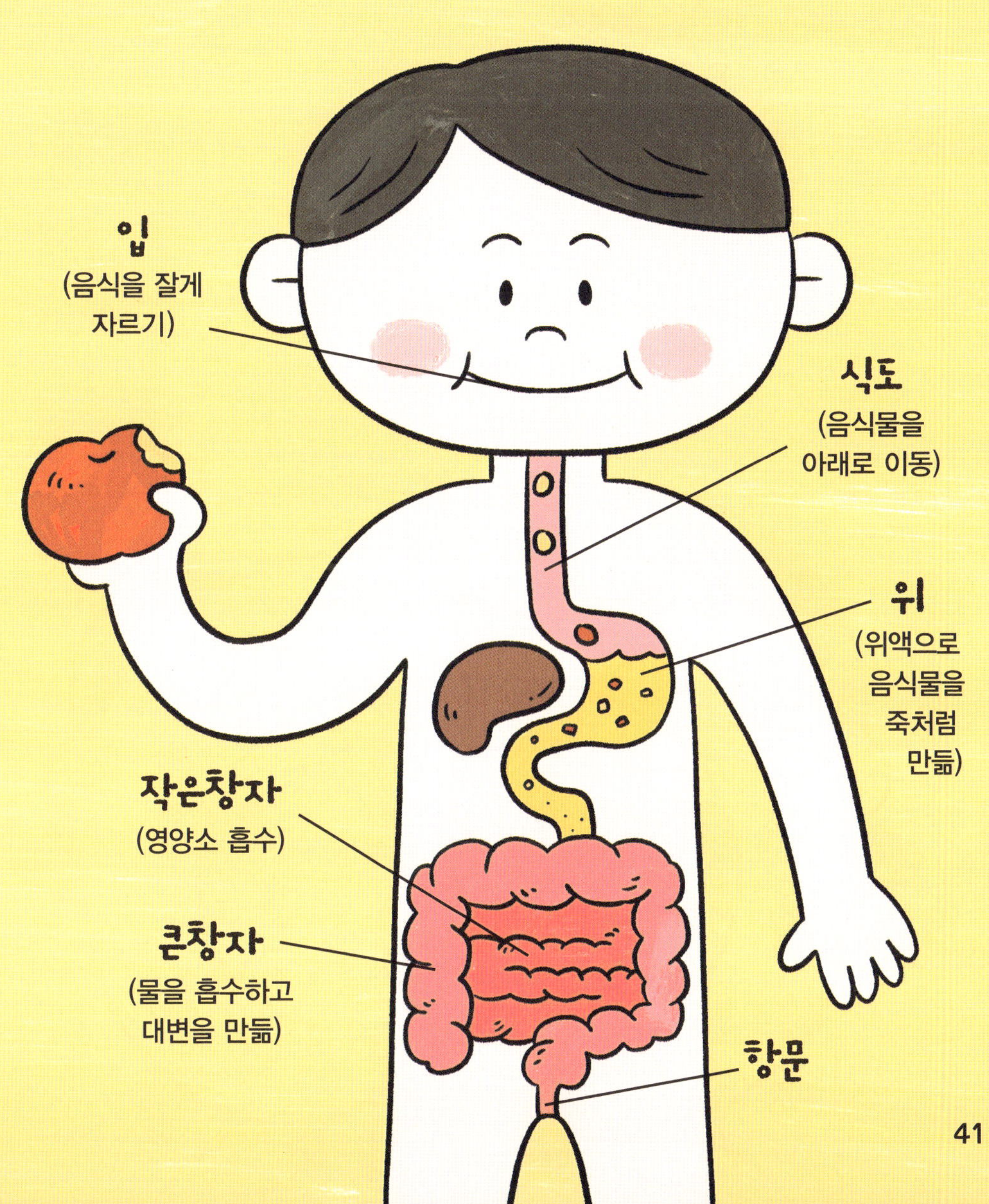
입
(음식을 잘게
자르기)
식도
(음식물을
아래로 이동)
위
(위액으로
음식물을
죽처럼
만듦)
작은창자
(영양소 흡수)
큰창자
(물을 흡수하고
대변을 만듦)
항문

소화는 어떻게 이루어질까?

첫 번째는 입안에서 이로 씹거나,
위가 움직이면서 음식물을 으깨는 거야.

두 번째는 침이나 위 속에 들어 있는
소화 효소의 도움으로 음식물을 아주 잘게 쪼개는 거지.

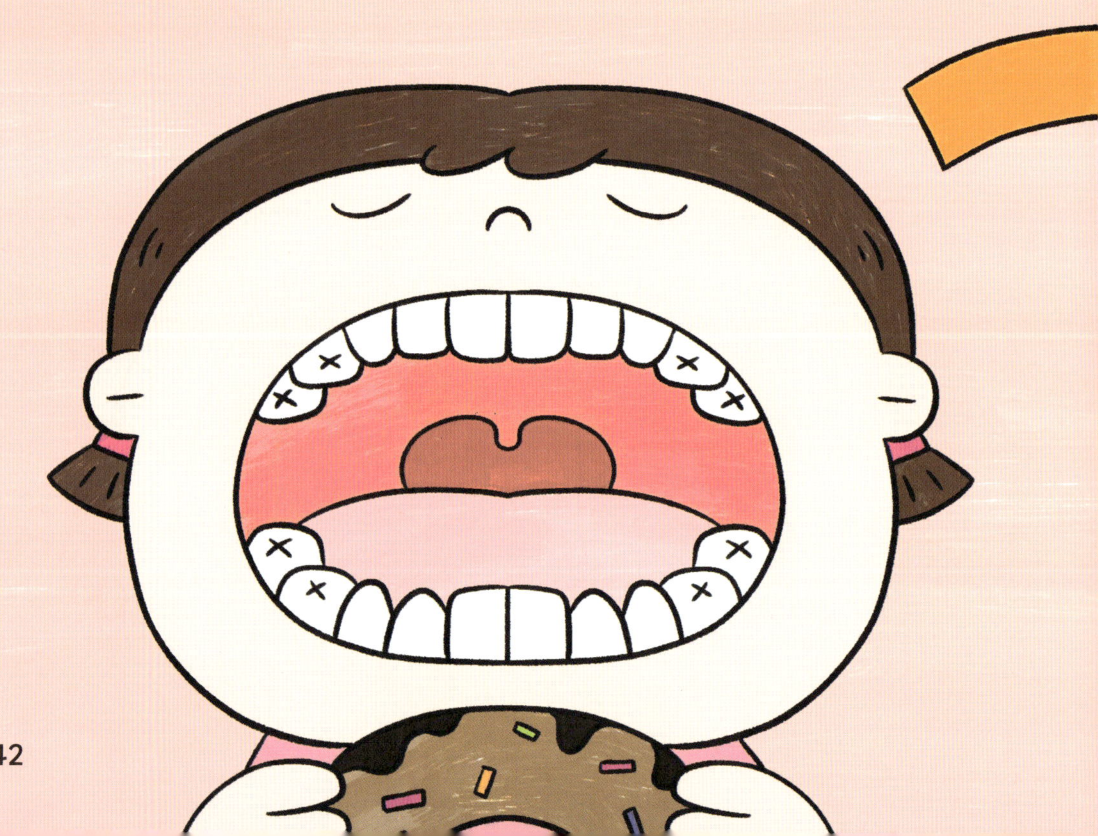

우리가 먹은 음식은 이렇게 몸속 여행을 해.

입 → 식도 → 위 → 작은창자(소장) → 큰창자(대장) → 항문

입에서 항문까지는 약 9미터나 되는 긴 길이지!
음식이 입에서 항문까지 여행을 마치는 데는 하루 이상 걸려.

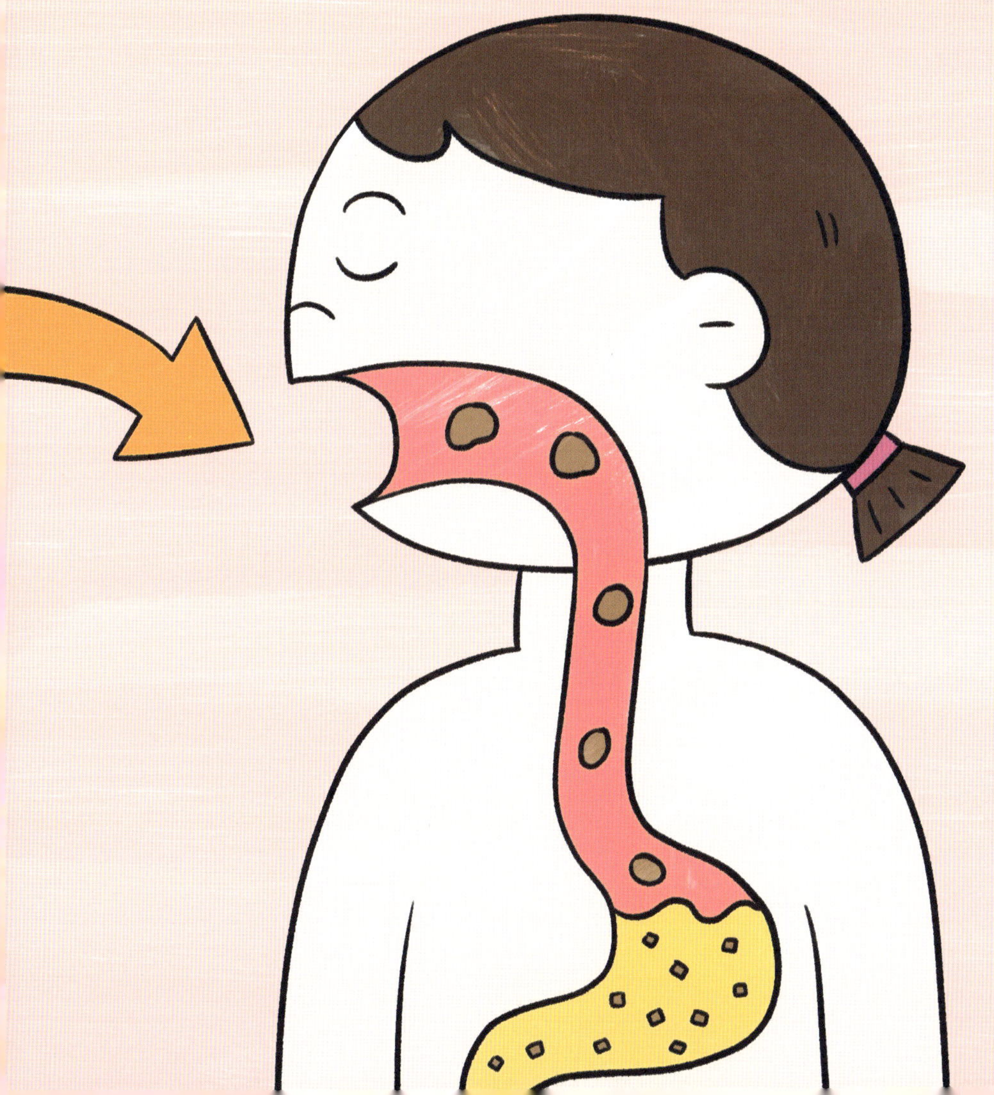

비밀 우체부, 호르몬

무서운 영화를 보면 왜 심장이 두근두근 빨리 뛸까?
그건 우리 몸속의 비밀 우체부인 호르몬 덕분이야.
호르몬은 우리 몸속의 여러 기관에서 만들어져서,
피를 타고 온몸으로 퍼져.

호르몬을 만드는 기관을 '내분비 기관'이라고 해.
우리 몸의 대표적인 내분비 기관은 다음과 같아.

뇌의 한가운데에 있는 '뇌하수체'는
다른 내분비 기관에 명령을 내리는 지휘자야.
우리 키가 쑥쑥 자라게 하는 '성장호르몬'을 만들지.

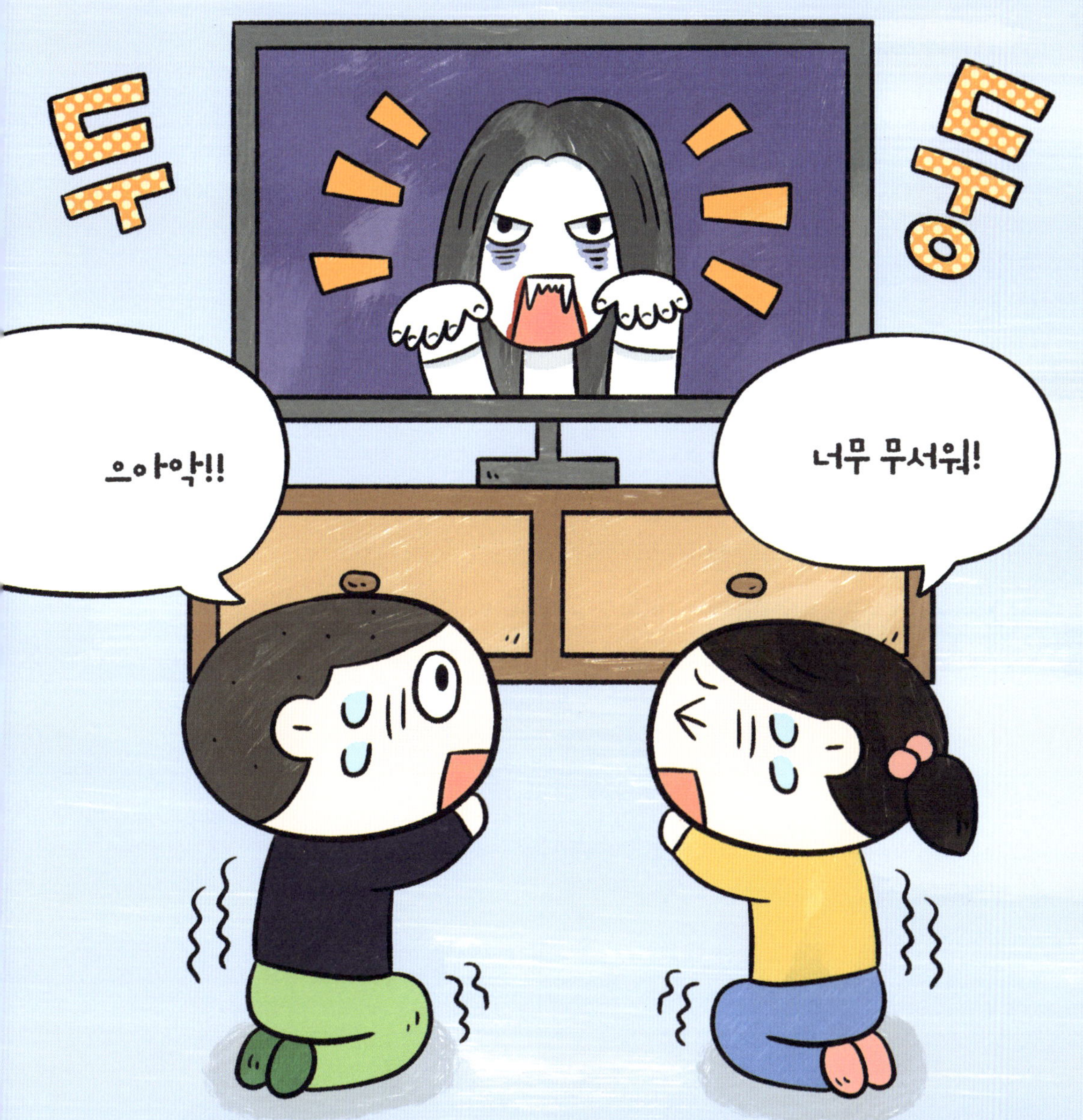

두두
둥
으아악!!
너무 무서워!

목 앞부분에 나비 모양으로 붙어 있는 '갑상샘'에서 만드는
'갑상샘호르몬'은 우리가 먹은 음식으로 힘을 내게 하고,
몸을 따뜻하게 유지하는 에너지 발전소 역할을 해.

위 뒤쪽에 있는 '췌장'은 음식을 먹고 난 뒤
피 속의 포도당 수치(혈당)가 너무 높아지지 않게 조절하는
'인슐린'을 만들어.

양쪽 신장(콩팥) 위에 있는 '부신'이 만드는 '아드레날린'은
무서운 것을 보거나 깜짝 놀랐을 때,
우리 몸이 빠르게 대처할 수 있도록 도와줘.

남자(정소)와 여자(난소)가 가지고 있는
'생식 기관'에서 나오는 '성호르몬'은
목소리가 변하거나 몸의 생김새가 달라지는 등,
남자를 남자답게, 여자를 여자답게 자라도록 도와줘.

그러니까 호르몬은 우리 몸이 균형을 잡고 잘 자라도록
몸속으로 쪽지를 전달하는 비밀 우체부야.

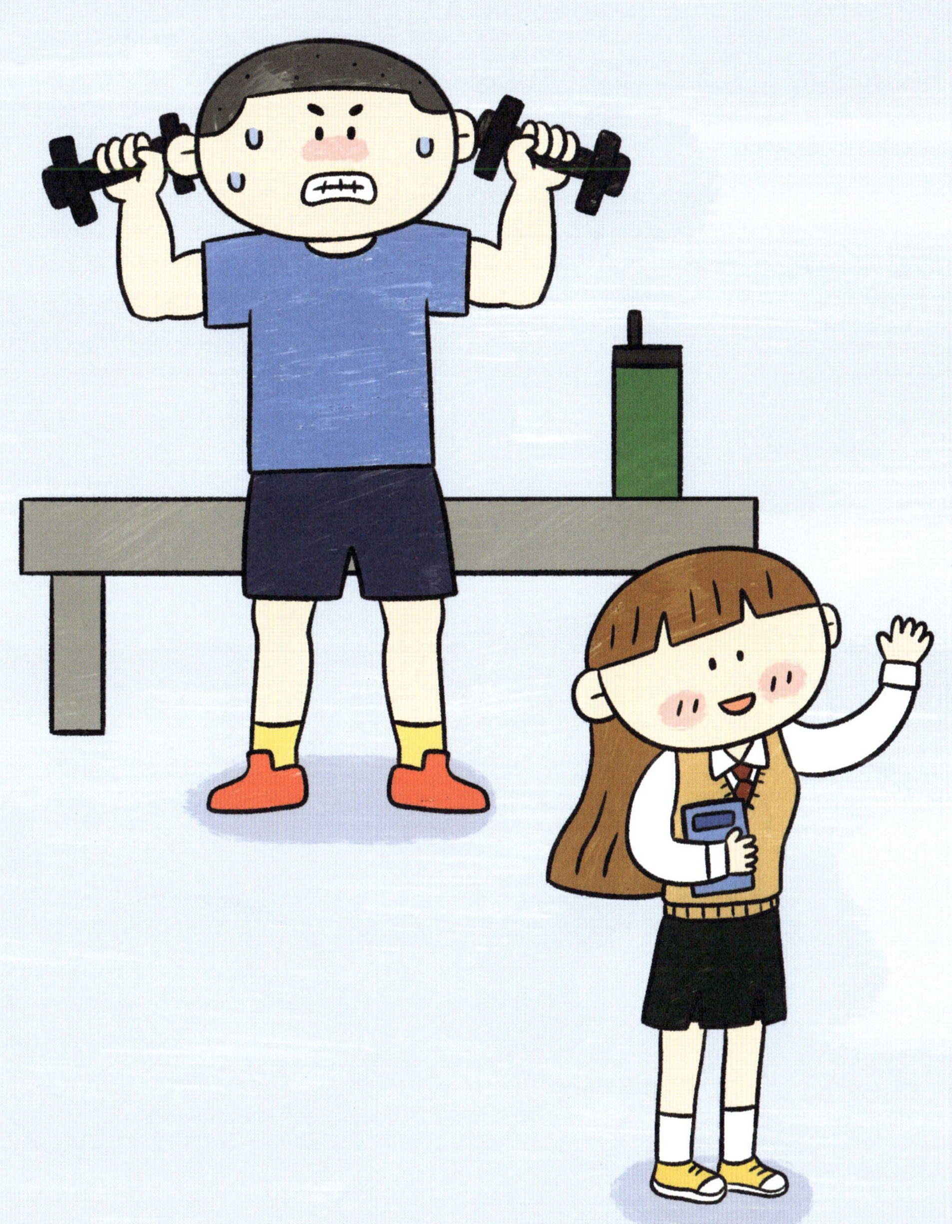

만약 성장호르몬이 제때 쪽지를 전달하지 못하면
키가 잘 안 클 수 있어.
만약 갑상샘호르몬이 잘못 적힌 쪽지를 전달하면
몸이 피곤하고, 추위를 잘 타고, 살이 찔 수 있지.

그래서 호르몬은 너무 많아도, 너무 적어도 안 되고
딱 적당해야 해.

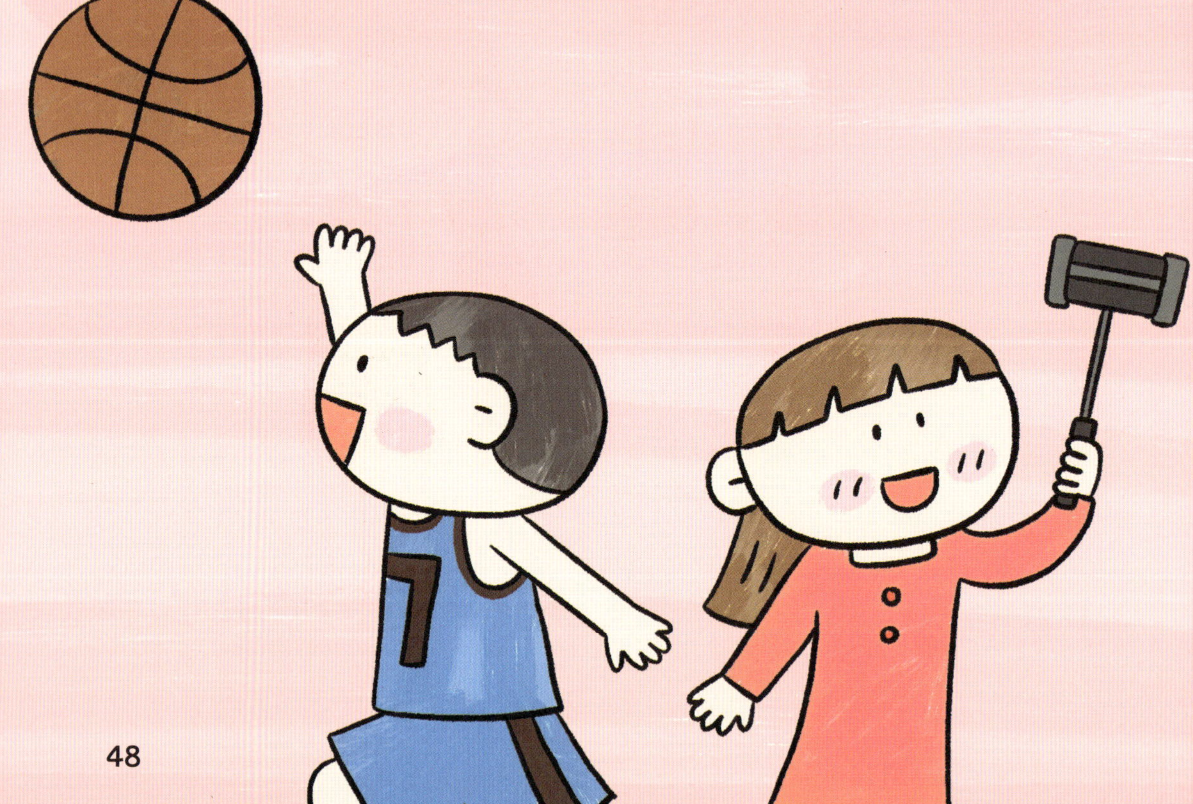

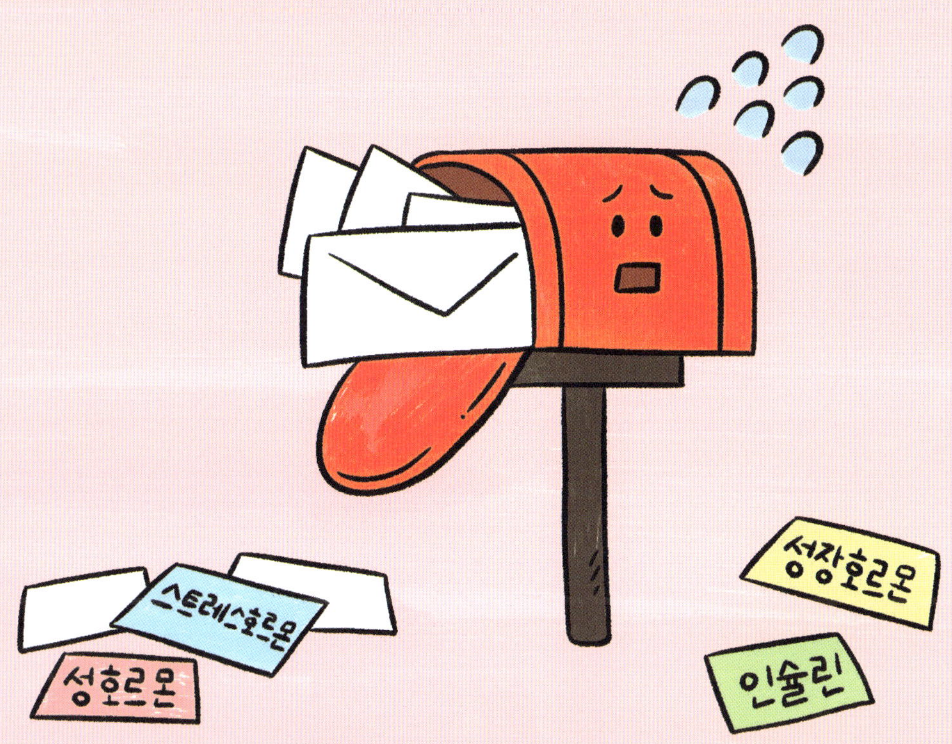
스트레스호르몬
성호르몬
성장호르몬
인슐린

소변의 여행, 비뇨계

물을 많이 마시면 금세 화장실에 가고 싶어지지.
그건 우리 몸속에 있는 비뇨계 덕분이야.
비뇨계는 몸속 쓰레기를 모아 밖으로 내보내는
하수처리장이거든.

우리 몸 허리 안쪽에는 신장(콩팥)이 있어.
신장은 강낭콩처럼 생겼고, 두 개가 한 쌍이지.
하루에 약 180리터의 피를 깨끗하게 걸러내.
그중 대부분은 다시 몸으로 돌려보내고,
필요 없는 찌꺼기와 물만 모아서 소변을 만들지.

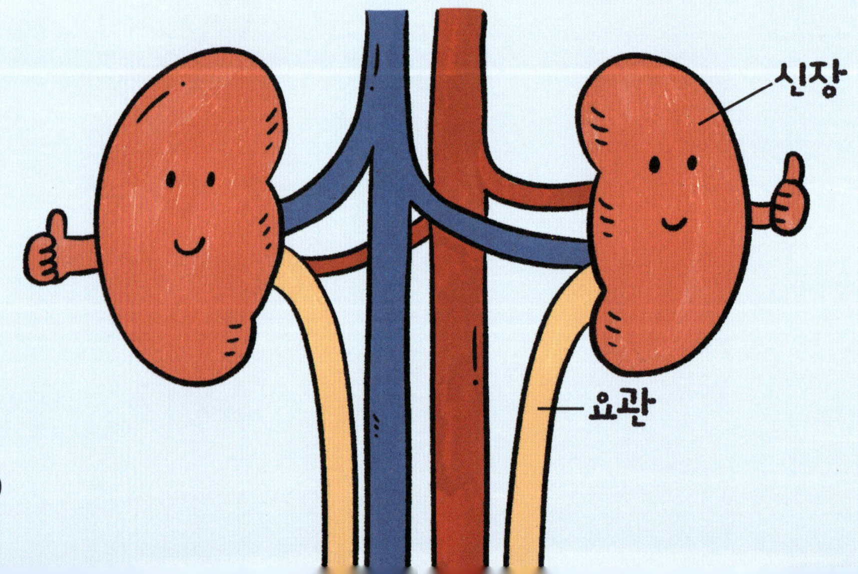

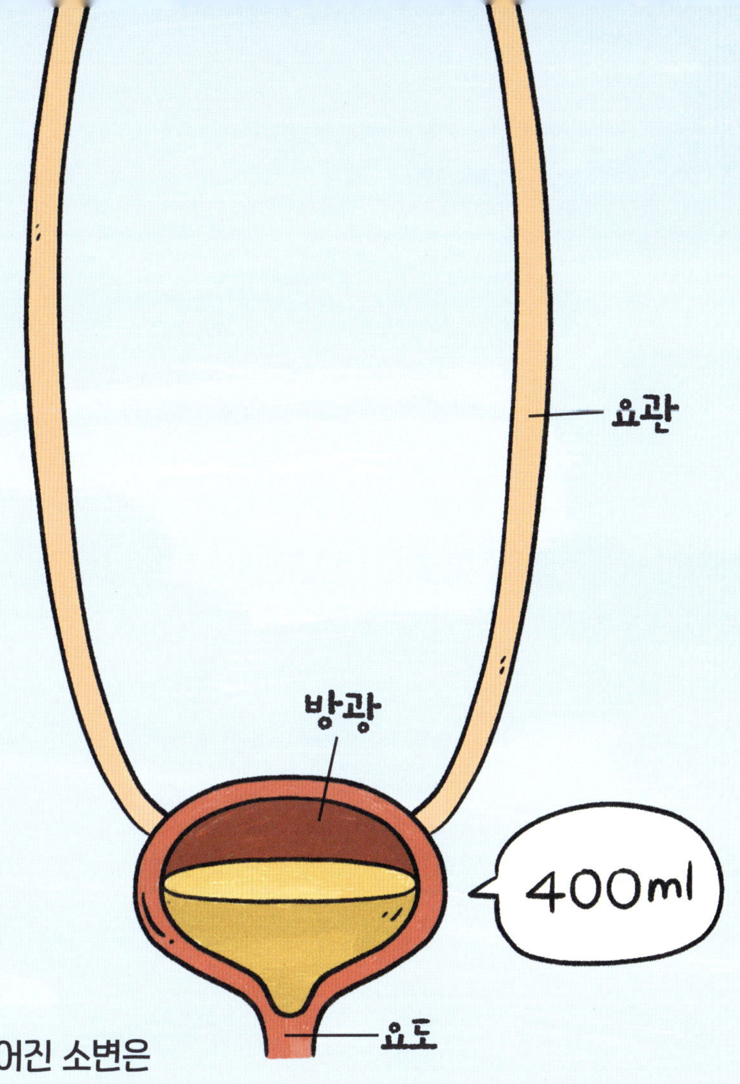

신장에서 만들어진 소변은
'요관'이라는 긴 길을 따라 내려가.
소변은 '방광'이라는 풍선 모양의 주머니에 잠시 모였다가
요도를 통해 밖으로 나가.

방광은 한번에 400밀리리터 정도 소변을 모을 수 있어.
물풍선처럼 늘어날 수 있지만,
250밀리리터 정도 차면 화장실에 가고 싶어지지.

몸의 CCTV, 감각계

우리 몸은 밖에서 일어나는 일을 어떻게 알까?

바로 눈, 귀, 코, 혀, 피부 같은 감각기관 덕분이야.

감각기관은 밖에서 온 정보를 받아서 뇌로 보내지.

그래서 우리는 보고, 듣고, 냄새 맡고, 맛보고,

만질 수 있어.

사람이 느낄 수 있는 대표적인 다섯 가지 감각을 '오감'이라고 불러.

'시각'은 눈으로 보는 감각

'청각'은 귀로 듣는 감각

'후각'은 코로 냄새 맡는 감각

'미각'은 혀로 맛보는 감각

'촉각'은 피부로 만지고 느끼는 감각이야.

이 외에도 뜨겁거나 차가운 걸 아는 '온도 감각'

아프다는 걸 느끼는 '통각'

몸의 균형을 잡는 '평형 감각'도 있지.

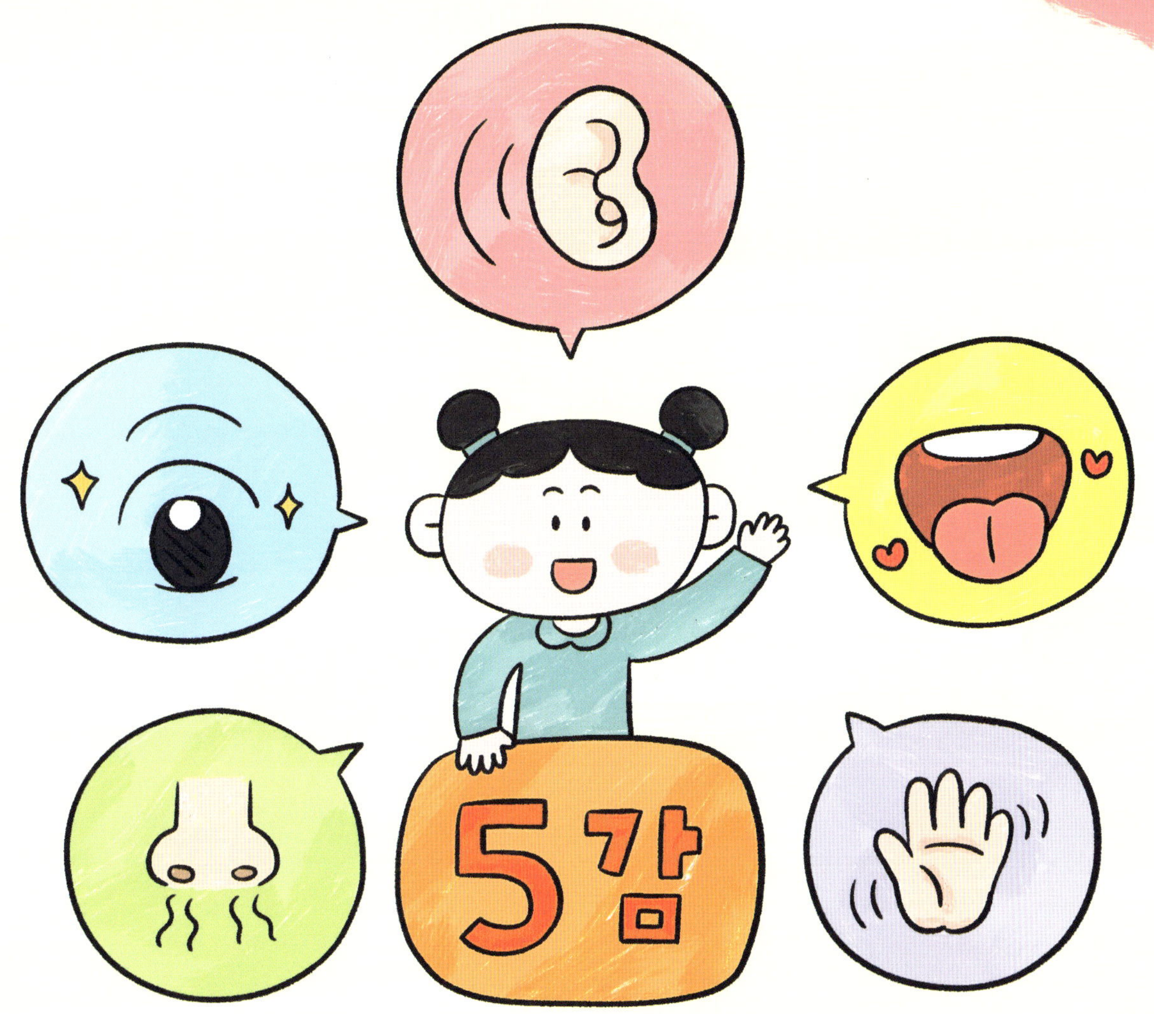

5감

눈은 세상을 보는 창문이야.
카메라처럼 빛을 받아들여 물체를 볼 수 있어.
'각막'은 빛을 받아들이는 투명한 창문이고
'동공'은 카메라 조리개처럼 빛의 양을 조절하지.
'수정체'는 렌즈처럼 초점을 맞춰.
'망막'은 빛을 받아들이는 화면이야.
'시신경'은 뇌로 신호를 보내 우리가 사물을 볼 수 있게 해.

귀는 소리를 듣는 레이더야.
귓바퀴가 소리를 모아 귀 안으로 보내고,
고막은 북처럼 진동해.
진동은 작은 뼈를 거치면서 더 커지고,
달팽이관에서 전기 신호로 바뀌어 뇌로 전달돼.
그래서 친구 목소리, 새소리, 음악을 들을 수 있는 거야.

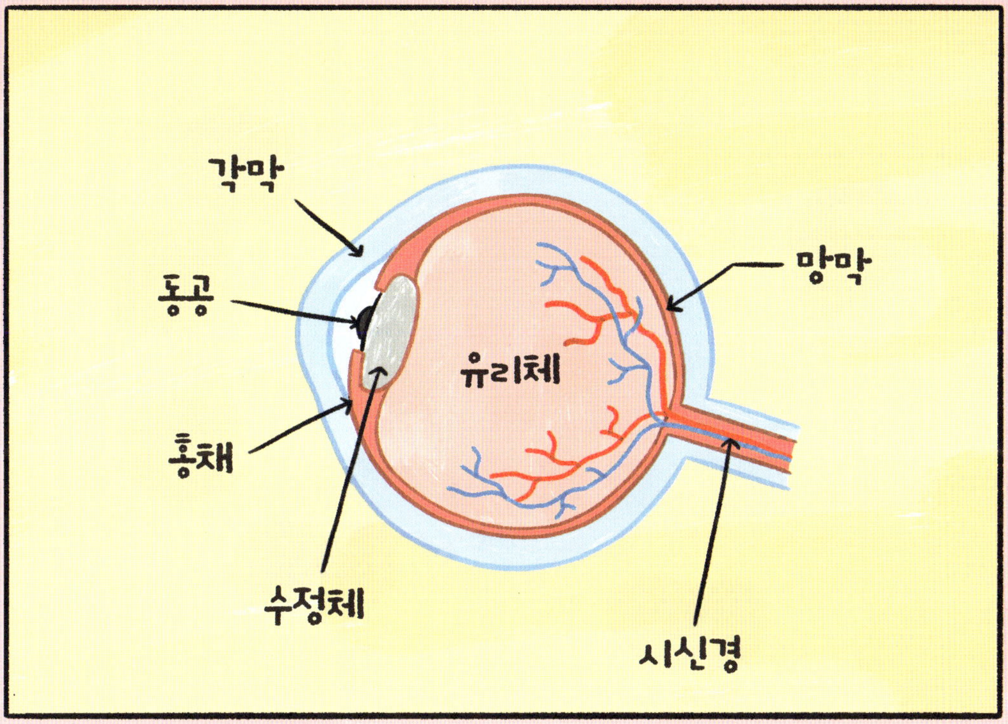

각막
동공
홍채
수정체
유리체
망막
시신경

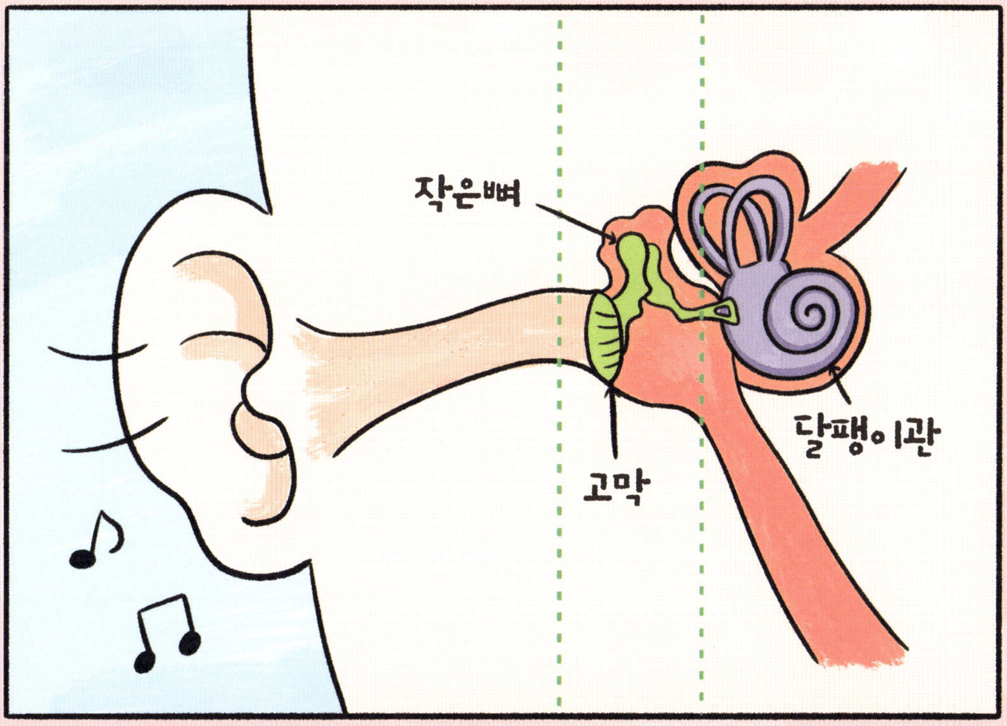

작은뼈
고막
달팽이관

코는 냄새를 맡는 탐지기야.
콧속에는 냄새를 맡는 세포가 있어.
공기 중 냄새 분자가 들어오면
전기 신호로 바뀌어 뇌로 전달해.
뇌가 그 신호를 보고 "이건 꽃 향기네!",
"이건 피자 냄새네!" 하고 알려 주지.

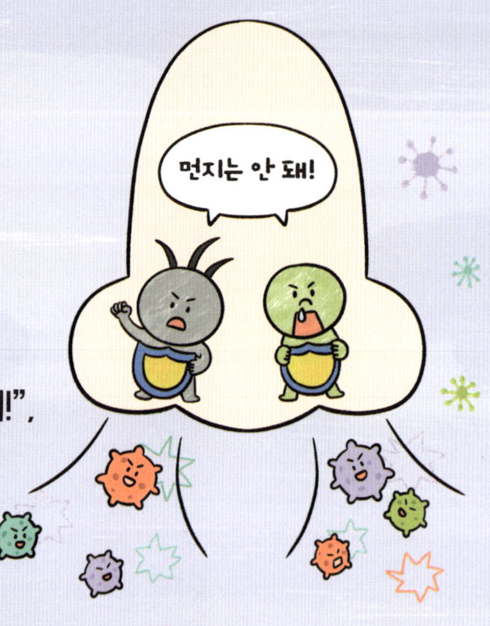

혀는 맛을 느끼는 센서야.
혀에는 '미뢰(맛봉오리)'라는 작은 감각기관이 있어.
단맛, 신맛, 짠맛, 쓴맛, 감칠맛,
이렇게 다섯 가지 맛을 구별하지.
매운맛은 사실 통증을 느끼는 거라서
맛에는 포함되지 않아.

피부는 감촉을 느끼는 센서판이야.
피부는 압력, 온도, 통증 등을 느낄 수 있어.

감각계는 CCTV처럼 세상의 정보를
모두 뇌로 보내 줘. 그래서 우리는 안전하게 움직이고,
맛있는 음식을 즐기고, 아름다운 세상을 느낄 수 있는 거야.

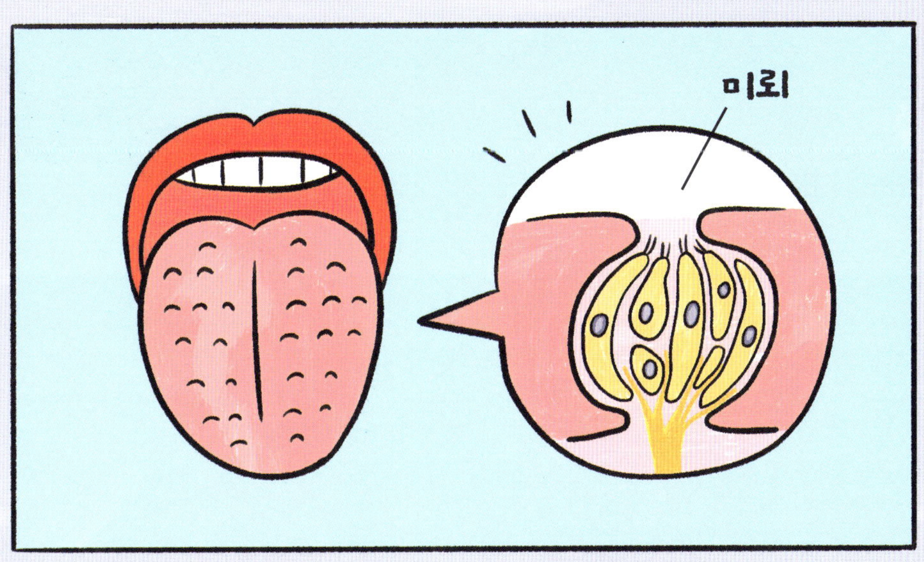
미뢰

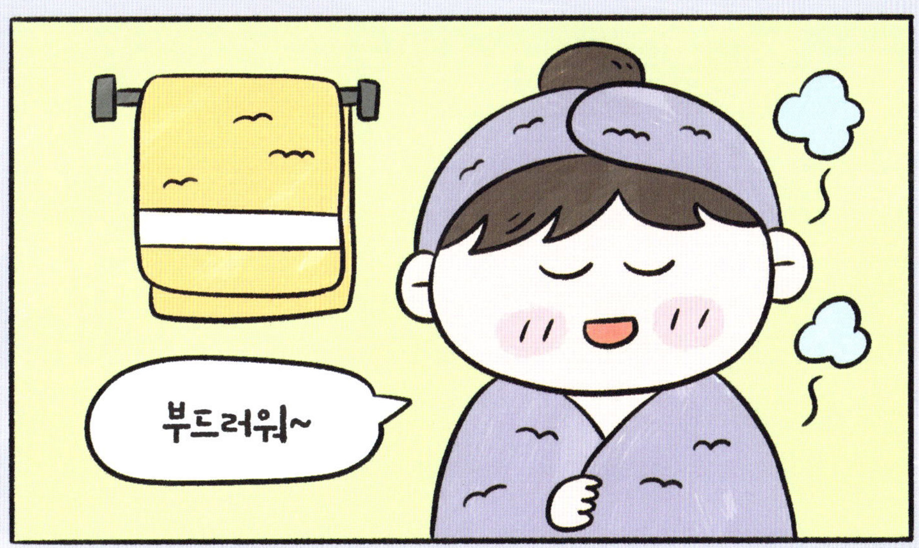
부드러워~

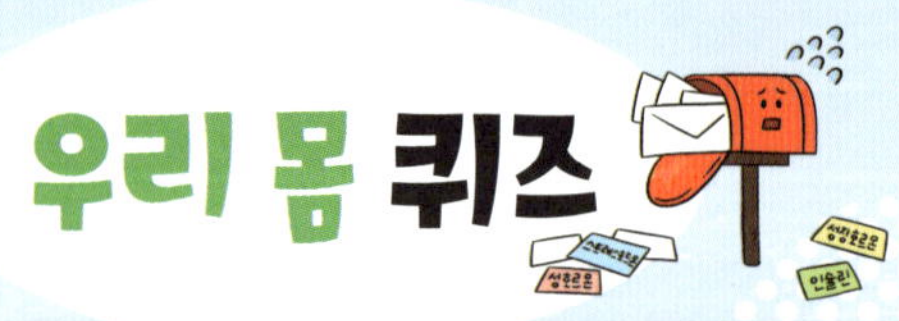

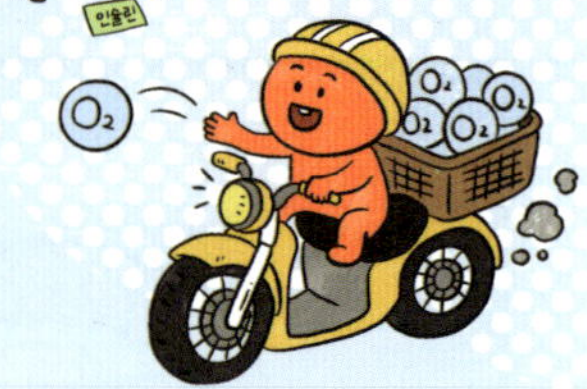

① 우리 몸을 이루는 기본 단위는 무엇일까?

① 뼈 ② 근육 ③ 세포 ④ 장기

② 뼈와 근육이 서로 만나 움직이는 곳을 무엇이라고 할까?

① 관절 ② 골수 ③ 신경 ④ 피부

③ 우리 몸의 '슈퍼컴퓨터'라고 불리는 기관은 무엇일까?

① 뇌 ② 심장 ③ 폐 ④ 위

④ 우리 몸에서 피를 힘차게 내보내는 펌프는 무엇일까?

① 심장 ② 위 ③ 뇌 ④ 폐

⑤ 공기 속 산소가 우리 몸에 들어가고, 이산화탄소가 나오는 과정을 무엇이라고 할까?

① 소화 ② 호흡 ③ 순환 ④ 반사

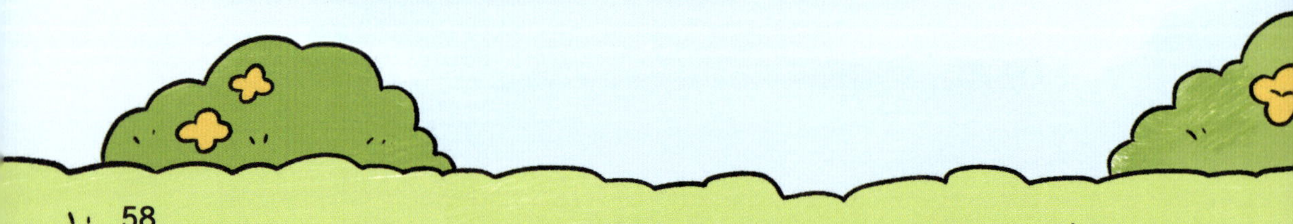

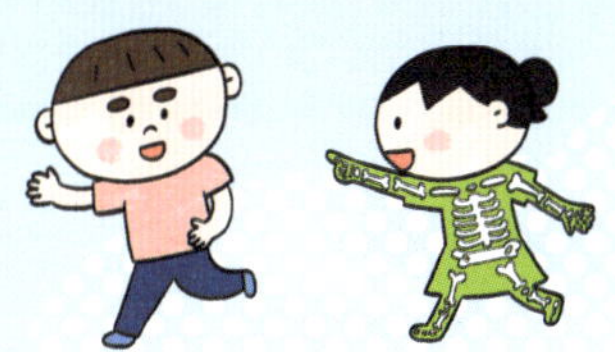

6 소화에서 영양분을 흡수하는 곳은 어디일까?

① 위 　　　　② 작은창자 　　③ 큰창자 　　④ 간

7 키가 크도록 도와주는 호르몬은 무엇일까?

① 성장호르몬 　② 인슐린 　　③ 코르티솔 　　④ 성호르몬

8 소변을 만들고 피를 깨끗하게 걸러주는 기관은 무엇일까?

① 방광 　　　　② 신장 　　　③ 요도 　　　④ 간

9 눈에서 빛의 양을 조절하는 부분은 어디일까?

① 동공 　　　　② 망막 　　　③ 귀 　　　　④ 혀

10 다음 중 우리 몸의 감각이 아닌 것은 무엇일까?

① 시각 　　　　② 촉각 　　　③ 지각 　　　④ 청각

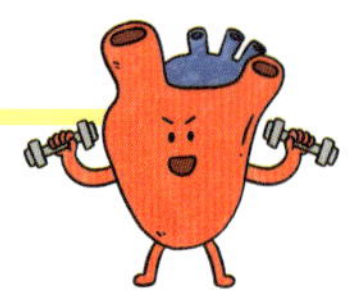

어린이 메디컬 스쿨 ❶
시끌벅적 우리 몸

초판 1쇄 발행 2026. 4. 25.

지은이   박승준
그린이   서다정

펴낸이   최유림
펴낸곳   웃는기와

출판등록 제2026-000061호
주소   경기도 파주시 회동길 363-8 402호
대표전화 031-955-9001   **팩스** 031-955-9002
전자우편 smilegiwa@naver.com

ISBN   979-11-998415-1-2 74510
             979-11-998415-0-5 74510[세트]

값은 뒤표지에 있습니다.
잘못 만들어진 책은 서점에서 바꾸어 드립니다.
이 책에 대한 문의사항은 이메일을 통해 주십시오.
이 책은 저작권법에 따라 보호받는 저작물이므로 무단 전재와 무단 복제를 금합니다.
이 책의 전부 또는 일부를 이용하려면 반드시 저작권자와 출판사의 서면 동의를 받아야 합니다.

인스타그램 @smile_giwa
웃는기와 인스타그램에서 더 많은 소식을 만나 보세요.

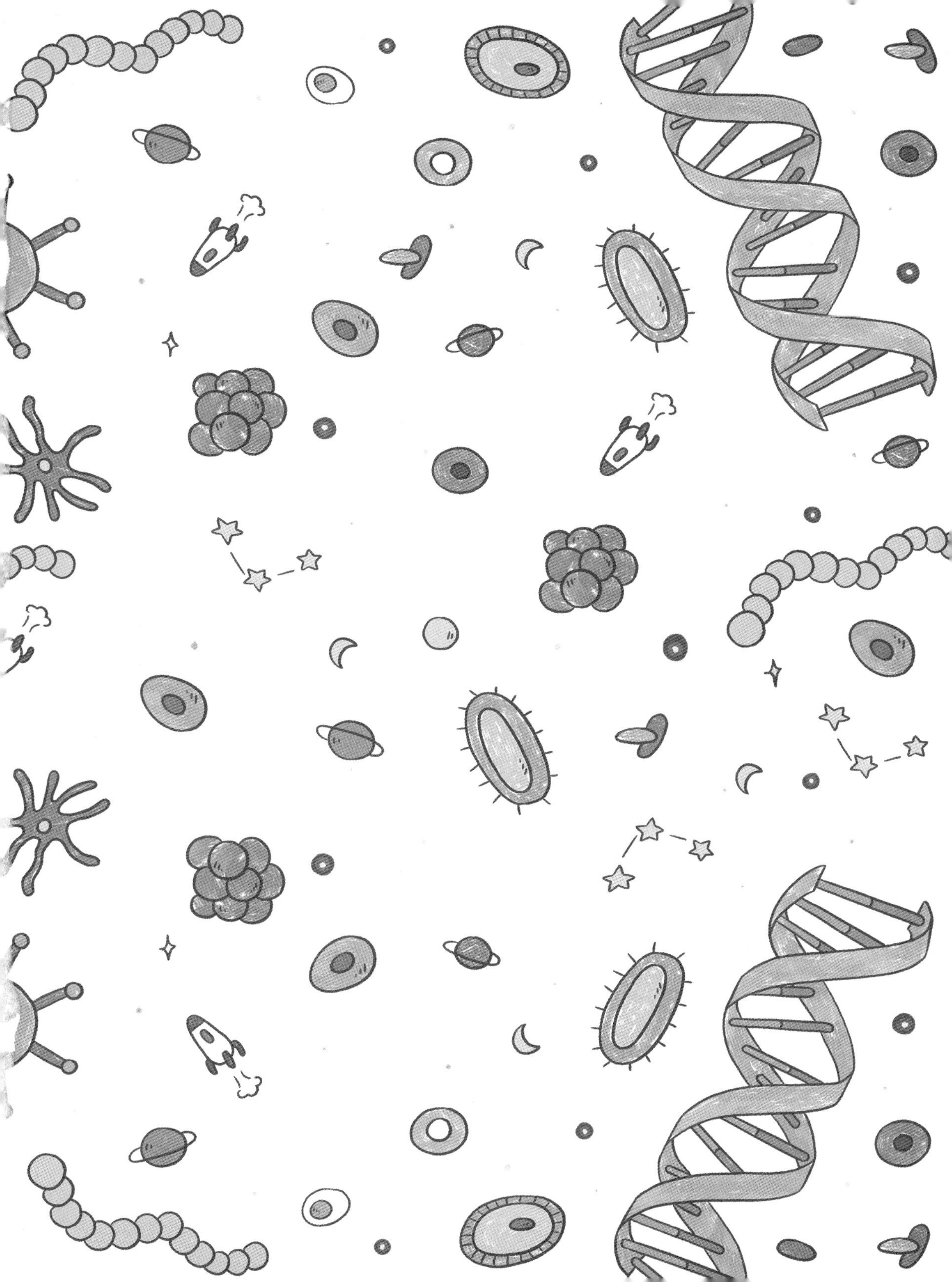

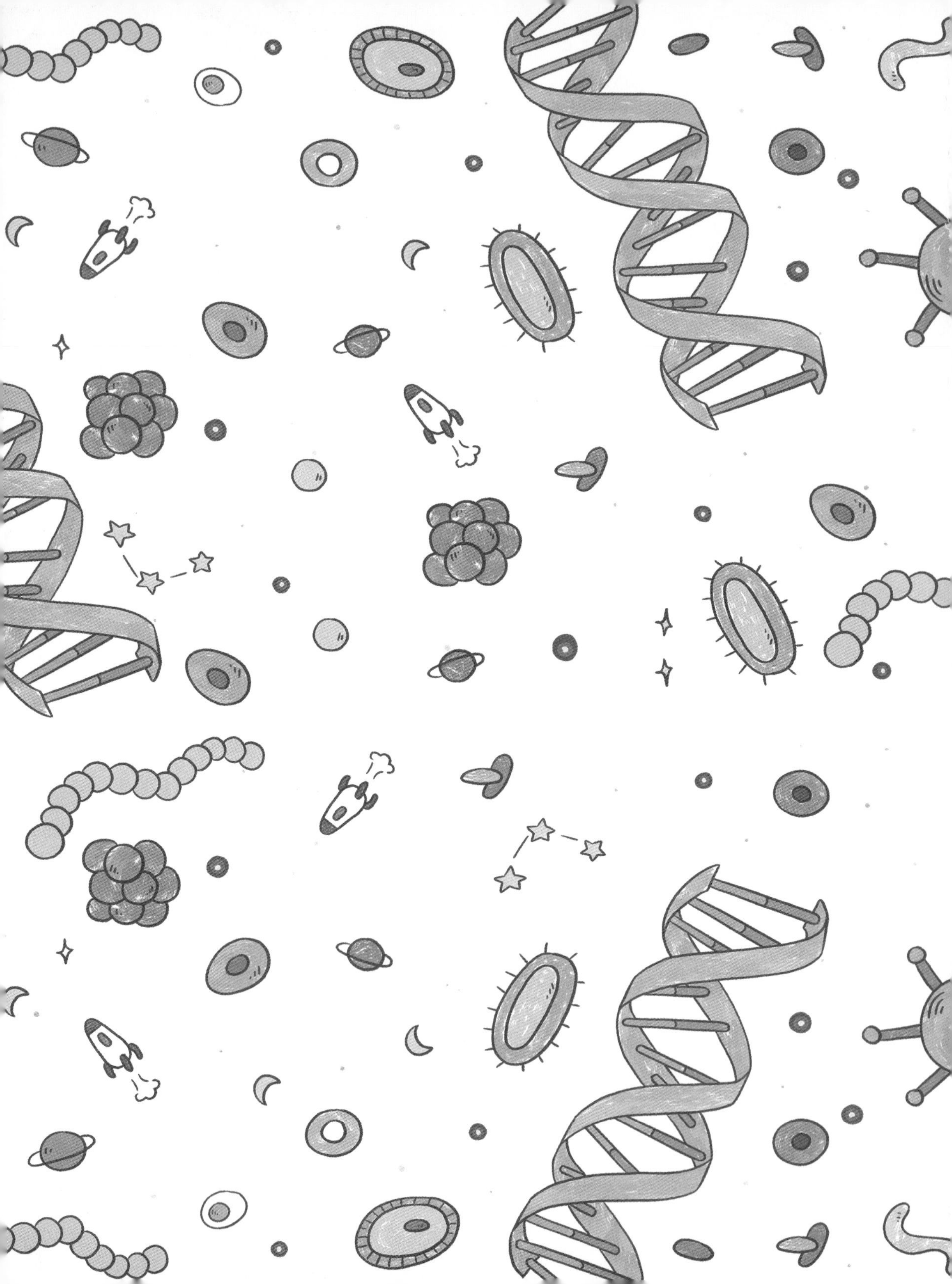